レプリコンワクチンが危険な理由
免疫学者の検証

荒川 央 Hiroshi Arakawa

花伝社

レプリコンワクチンが危険な理由——免疫学者の検証◆目次

はじめに　8

1章　レプリコンワクチンが危険な理由　16

補論：レプリコンワクチン（コスタイベ筋注用　開発コードＡＲＣＴ－１５４）の遺伝子構造解析　48

はじめに

私が「コロナワクチンが危険な理由」のブログを始めたのは2021年の6月8日でした。この最初の記事の内容を改めて要約すると、「コロナワクチンがなぜ危険なのか？」であり、その理由として挙げたのは以下の7つです。

1）遺伝子ワクチンである。
2）自己免疫の仕組みを利用している。
3）開発国でも治験が済んでおらず自己責任である（2021年6月時点）。
4）コロナウイルスは免疫を利用して感染できるのでワクチンが効くとは限らない。
5）スパイクタンパクの毒性が分からない（その後スパイクタンパク自体が猛毒であったことが判明しました）。
6）不妊、流産を起こす可能性がある。
7）接種者は被害者となるだけでなく加害者となる可能性もある（コロナワクチンにお

けるいわゆるシェディングと呼ばれる現象)。

そしてこれらは3年前の時点で十分予測できたことでした。

日本でのコロナワクチンの大量接種が開始する前に、欧州を含む諸外国ではすでに接種が先行していましたので、私はコロナワクチンの危険性についてもある程度情報を入手していました。そのため、そういった情報を日本のマスメディアが報道してくれるのならば、私は単に補足をさせていただく程度のつもりだったのです。また、2021年夏には東京オリンピックが開催されましたが、当時の私はオリンピックの頃をめどにブログの執筆を終わりにしようとも考えていました。その頃には日本のコロナワクチンを取り巻く状況がある程度落ち着くだろうと楽観視していたからです。しかし実際には日本では国民の大半がコロナワクチンの接種を受け、またその後も接種は拡大し続け、それどころか3年を経た2024年の時点においてもさらなる頻回接種を重ねている状況です。

思い返すとコロナ騒動の初期には、「2回ワクチン接種したのでこれでもうコロナに罹らない。」「2回打ったから、これでもうワクチンは打たなくてもよい。」などと言われており、そのため2回接種者達が「fully vaccinated = 完全接種済み」のようにSNSなどで嬉々としてアピールしていたのを覚えている方も多いのではないでしょうか。また、「高熱や強い副反応が出ているのはワクチンが効いている証拠だ。」「副反応が強いのは若い証拠で喜ばしいことだ。」「ワクチン接種後の辛い副反応を耐えきったのでもう大丈夫。」「ワクチンを打って集団免疫を作ることが社会への貢献になる。」などといったことも言われていました。「国民の7割が打てば集団免疫が作られるので、周囲の人達のためにもワクチンを打つべきである。」そう言ってワクチン接種を推し進めてきた人達は今でも同じことが言えるのでしょうか？「大切な人を守るために」、そして「思いやりワクチン」とは一体何だったのでしょうか。

コロナ騒動の初期にはコロナワクチンの接種圧力が非常に強かった欧州やアメリカなどの諸外国ですら、結局は3回までの接種でほぼ打ち止めになりました。にもかかわらず世界でも日本だけが8回の接種にまで突き進み、未だに接種が続けられています。事実上、世界一ワクチンを打ち、世界一マスクをし、そして世界一の感染爆発を現在進行形で起こし続けているのが日本という国なのです。

コロナワクチンによって周りで一体どれだけの人が障害を受けているのか。もともと健康であったのに杖をつくようになった人、視力や聴力に支障をきたした人、急激に認知症が進んだ人、自己免疫疾患や悪性腫瘍を患うようになった人、そして亡くなった人。

このコロナ騒動を通して私が何度も思い出すアインシュタインの言葉があります。

Few are those who see with their own eyes and feel with their own hearts.

——Albert Einstein

「自分の目で見て、自分の心で感じる人は、とても少ない。」

テレビや新聞などのフィルターを通さず、どうか自分自身の目で目の前の現実を見て感じてほしいのです。

コロナワクチン接種者の体内で数ヶ月以上の期間、スパイクタンパクが血中を循環することが報告されています。ではなぜこれほど長い間スパイクタンパクが体内に残るのか？コロナワクチンの遺伝子がゲノムに取り込まれる疑いがあるのです。そうした中で、コロナワクチンがＤＮＡで汚染されていることが発覚しました。そして癌や遺伝子変異の原因ともなるＤＮＡ汚染はＬＮＰ（Lipid NanoParticle）＝脂質ナノ粒子／ｍＲＮＡ製剤の「致命的」な欠点を浮き彫りにしました。つまり、このｍＲＮＡワクチンへのＤＮＡ混入の問題は次世代LNP／mRNA製剤の利権にとっては非常に都合の悪いことなのです。

そしてコロナワクチンによる薬害が拡大する中で、はるかに危険な作用機序を持つ自己増殖型mRNAワクチン、すなわちレプリコンワクチンが登場しました。米国で開発されたにもかかわらず、開発国ですら承認していないレプリコンワクチンが日本で2023年11月に世界初で承認されました。それどころか厚生労働省は2024年9月12日には十分な治験も経ずに異例のはやさで一般への接種を許可したのです。レプリコンワクチンは、これまでのmRNAワクチンとは全く別物です。その最大の違いは接種者の体内で遺伝子が「増殖」するワクチンだということです。遺伝子が増殖するということは、その間に遺伝子が変わっていくということでもあります。増殖し、その間に遺伝子が変異するのです。そして変異と選択による進化の行先は現時点では予測がつきません。そういった意味でレプリコンワクチンは「感染性遺伝子製剤」とも呼べるものなのです。そのレプリコンワクチンの一般への接種という危険な人体実験とも呼べる行為を、日本国民を使って始めてしまいました。まさに日本は異常な状況下にあり、極東のガラパゴス状態です。

本書の概要

コロナワクチンは人々に甚大な薬害をもたらし、事実上大失敗に終わりました。しかしながら、コロナワクチンはLNP／mRNA製剤としては始まりに過ぎません。本書では今後さらに拡大していこうとしている次世代mRNAワクチンの作用機序について解説し、なぜmRNAワクチンが危険なのか、その科学的根拠をお話しします。

1章　レプリコンワクチンが危険な理由

レプリコンワクチンはスパイクタンパクを生産するだけではなく、その設計図を体内で自己増殖させるmRNAワクチンです。なぜレプリコンワクチンが従来のmRNAワクチンよりもはるかに危険なのか、その機序から解説します。

2章　mRNAワクチンは個体間で伝播するか？

母親から胎児にmRNAワクチンが移行した実例や、mRNAワクチン接種者の汗腺にスパイクタンパクが蓄積した症例を紹介します。これらの研究はmRNAワクチンの害が接種者本人のみならず、他者にも及ぶ懸念の根拠となるものでもあります。

3章　コロナワクチンのDNA汚染

コロナワクチンにDNAが混入していたことが判明し、世界的なスキャンダルとなっています。DNA汚染はmRNAワクチンの致命的な欠陥とも言える問題であり、これは接種者本人の同意無しに事実上遺伝子導入が行われてしまったということを意味します。

4章　人類への大規模遺伝子導入実験としてのコロナワクチンとLNP／mRNA製剤

mRNAワクチンの汚染DNAはヒトゲノムに干渉するリスクをはらみます。これは癌の原因ともなり、長期的には民族の遺伝子にすら影響しかねない問題なのです。

5章　次世代LNP／mRNA製剤と癌

mRNAワクチンは今後様々な癌ワクチンや癌治療薬へと応用されようとしています。しかし、これらの技術は現実的にはリスクの高い無謀な試みであるという理由をお話しします。

6章　新型コロナ人工ウイルス論

かねてより武漢型コロナウイルスは研究所から流出した人工ウイルスではないかとの疑念が持たれてきました。今回、筆者自身の研究から武漢型のみならず、その他の変異株も人工ウイルスである可能性が極めて高いことが判明しました。筆者の研究論文の紹介を中心に解説します。

7章　おわりに

コロナ騒動がどれほどまでに多くの人を傷つけてきたのか、どのようにしてこの騒動が始まり、その背景には一体何があるのかを考察しました。

2023年7月には福島県南相馬市にｍＲＮＡワクチン工場が建設され、他にも現在日本中でｍＲＮＡワクチン工場の建設が進んでいます。そして今後さらにＬＮＰ／ｍＲＮＡ技術は様々な感染症へのワクチンや癌ワクチン、抗癌剤などへの応用に拡大されようとしています。またその先には膨大な種類の次世代ＬＮＰ／ｍＲＮＡ製剤が控えています。予想される今後の被害を食い止めるためにも、知識と危機感を共有したいと考えます。

1章　レプリコンワクチンが危険な理由

２０２４年9月12日、厚生労働省の専門家部会はＭｅｉｊｉ Ｓｅｉｋａファルマ株式会社のコロナウイルスに対するレプリコンワクチン「コスタイベ」の製造販売の承認を了承しました。人々のレプリコンワクチンへの危機感が薄い理由の一つは、遺伝子についての話が難しすぎるということもあるでしょう。専門分野の細分化が進む中、ほとんどの臨床医にとっても遺伝子は専門の範囲外です。ましてやコロナワクチンの危険性をこれまで意識してこなかった方々にとっては、レプリコンワクチンなどは敷居が高すぎる話題なのかもしれません。しかし、そもそもコロナワクチンは「遺伝子ワクチン」ですから、遺伝子に関しての理解をないがしろにしたままこの問題を語ることは不可能なのです。

レプリコンワクチンは海外の論文では self-amplifying RNA vaccine の名称で呼ばれることが多く、その意味は「自己増殖型ＲＮＡワクチン」あるいは「自己増幅型ＲＮＡワクチン」です。実際、この用語はレプリコンワクチンの意味を正確に伝えています。日本語で片仮名のレプリコンワクチンの用語が積極的に使われるのは意味を曖昧にしようという意図もあるかもしれません。本書においては「自己増殖型ｍＲＮＡワクチン」の呼び名を採用しました。

セントラルドグマとその例外

セントラルドグマとは分子生物学の古典的な概念であり、フランシス・クリックが１９５８年に提唱したものです（図１-１）。ＤＮＡを複製してＤＮＡが作られ、ＤＮＡの情報を転写してＲＮＡが作られ、ＲＮＡを翻訳してタンパクが作られる。つまり、遺伝情報は「ＤＮＡ→ｍＲＮＡ→タンパク質」の順に伝達されるというルールです。

細胞を持つ生物はバクテリアから昆虫、動物、ヒト、植物に至るまでＤＮＡを遺伝情報として使っており、ゲノムはＤＮＡです。こうした生物ではＲＮＡは基本的に一時的に働く遺伝物質です。

セントラルドグマが提唱されたのは約70年前ですが、その後例外が見つかってきました（図１-１）。それはウイルスです。ウイルスの中にはＲＮＡをゲノムに持つものがいるのです。セントラルドグマではＲＮＡはＤＮＡからしか作られませんが、ＲＮＡウイルスは独自の工夫でセントラルドグマを乗り越えています。

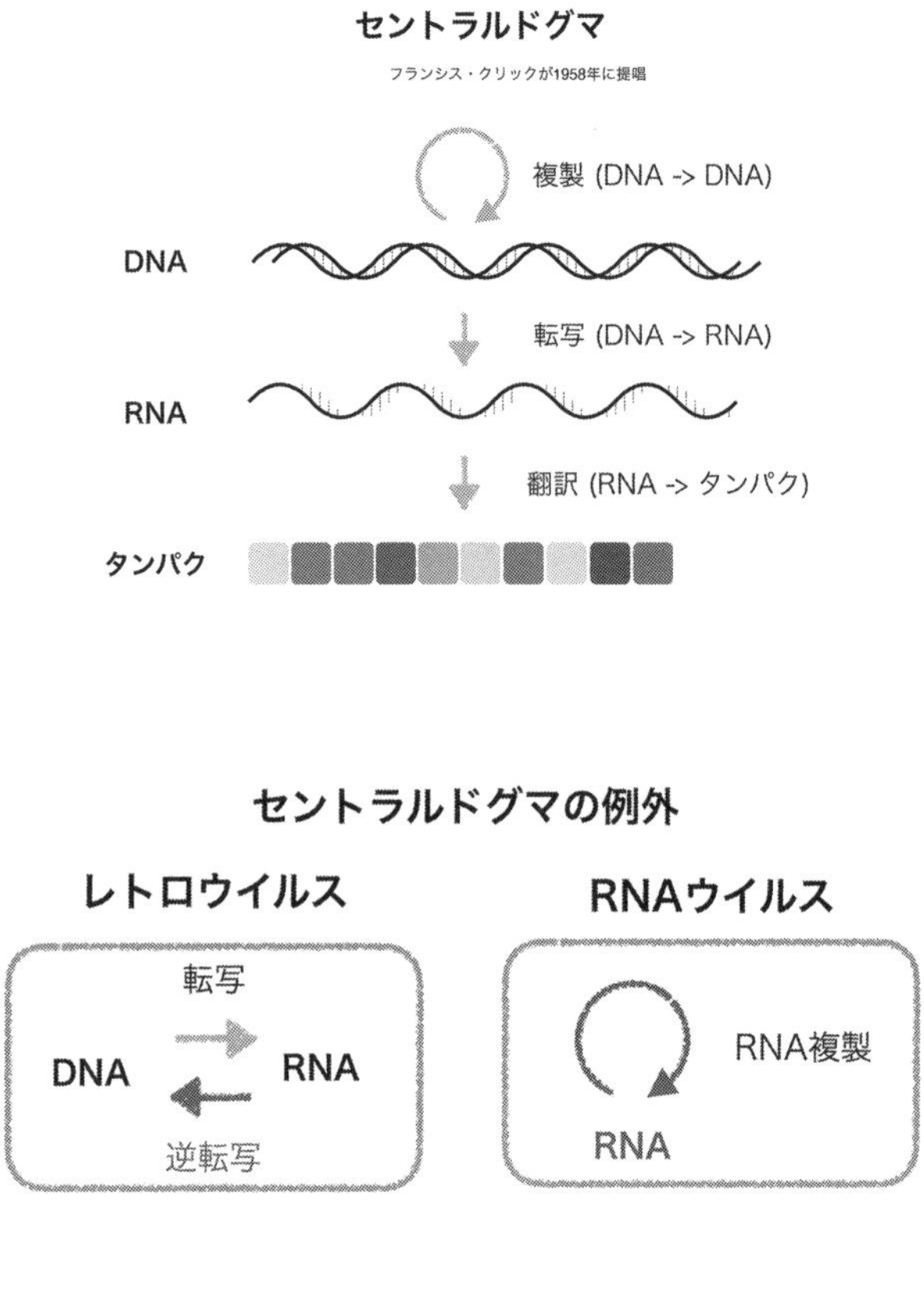

図1−1　セントラルドグマとその例外

RNAウイルスのタイプの一つにはレトロウイルスがあります。レトロウイルスとは「reverse transcriptase-containing oncogenic virus」の略であり、逆転写酵素を持つ癌ウイルスという意味です。レトロウイルスは自身のRNAゲノムをDNAに逆転写して宿主のゲノムに挿入し、そこからRNAを転写して自身のゲノムを量産します。

そしてもう一つのタイプはRNAからRNAを複製するRNAウイルスです。こうしたウイルスはRNAからRNAを複製する酵素を持っています。これがRNA依存性RNAレプリカーゼ（ポリメラーゼ）です。これは人や動物は持っていない酵素であり、この酵素によりRNAウイルスはRNAの鋳型からRNAのコピーを作ることができます。

実はRNAウイルス自体はありふれたものです。例えば私達の身の回りだとインフルエンザウイルスもRNAウイルスであり、RNAからRNAを複製します。コロナウイルスもそうしたRNAウイルスの一つです。

シュードウリジン化mRNAやレプリコンワクチンはヒトの本来のmRNAとは似て非なるもの

一言で「細胞」と言っても、心臓、脳、肝臓、皮膚、網膜、乳腺など、それぞれの細胞の形質が違うのは細胞種ごとにタンパクが異なるためです。そして、細胞ごとに作られるタンパクが異なるのは細胞ごとに転写されるＲＮＡが異なるからです。

本来ｍＲＮＡは非常に不安定な物質であり、細胞内では作られた端からすぐに壊されてしまいます。これは必要な時に必要なだけのタンパクを作るために、細胞にはＲＮＡを効率的に分解する仕組みが備わっているからです。

ファイザー、モデルナのコロナワクチンはシュードウリジン化ｍＲＮＡによるｍＲＮＡワクチンです。前述のように細胞内のｍＲＮＡは本来壊れやすいものですが、「壊れやすいのなら壊れないようにすれば良い」というのがシュードウリジン化ｍＲＮＡ製剤のコンセプトです。それに対し、「どうせ壊れやすいのなら増やせば良いだろう」というのがレプリコンワクチンのコンセプトです。そして「壊れない」シュードウリジン化ｍＲＮＡや「自己増殖する」レプリコンワクチンは、ヒト細胞の本来のＲＮＡとは似て非なるものなのです。

シュードウリジン化ｍＲＮＡワクチンとレプリコンワクチン

これまでのｍＲＮＡワクチンの仕組みでも、細胞内に導入されたＲＮＡから抗原タンパ

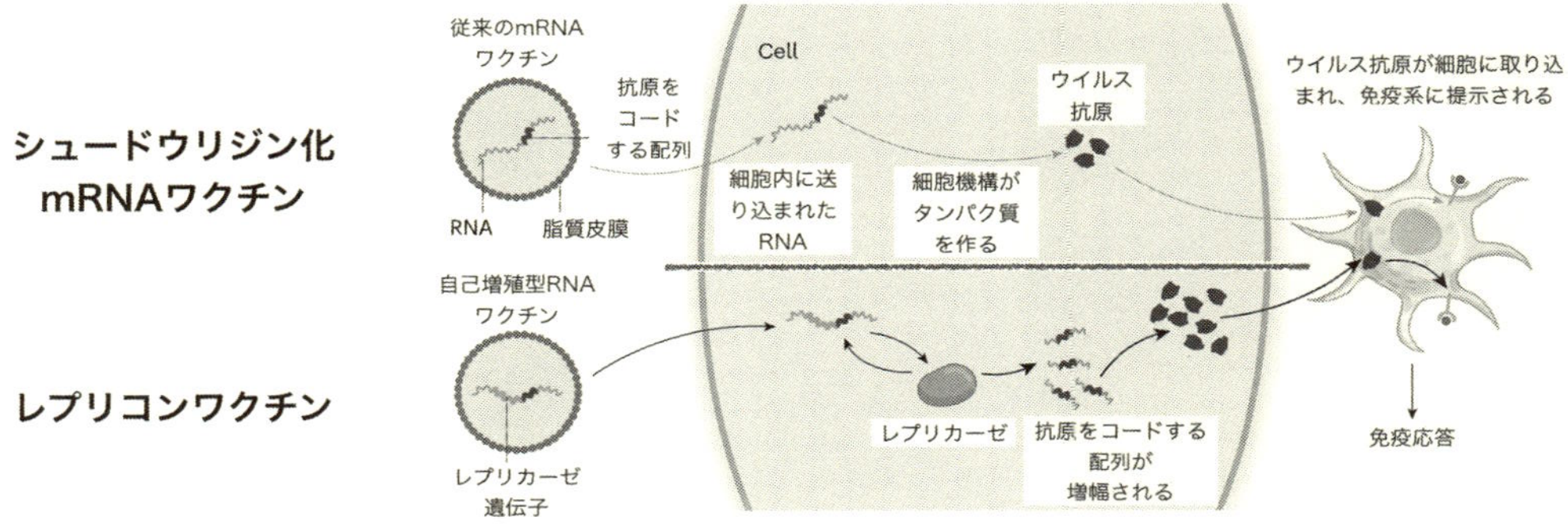

図1−2　シュードウリジン化mRNAワクチンとレプリコンワクチン
Self-copying RNA vaccine wins first full approval: what's next? Elie Dolgin (2023) Nature より

クが作られ、その抗原に誘発された免疫系が特異的な抗体やT細胞を産生します。レプリコンワクチンと従来のmRNAワクチンの違いは、レプリコンワクチンではmRNAがタンパクを作る鋳型として機能するだけではなく、mRNA自体が増殖するということです（図1-2）。このRNA増殖を媒介するのはレプリコンワクチンに搭載されたレプリカーゼの遺伝子です。そして、レプリコンワクチンは増殖する仕組みを持っていますが、その増殖を止めるための仕組み、つまりブレーキを搭載していません。

実際にレプリコンワクチンの増殖が止まるのは「人体に本来備わっている免疫の仕組み」によるものです。これは例えるならば、ブレーキの無い暴走車に対して防御壁やバリケードを張って食い止めているようなものであり、それは決して車、すなわちワクチンそのものに備わっている「ブレーキ」によるものではありません。そして、そもそも免疫は個人差が非常に大きい上に、例えばそのバリケードであるはずの免疫が正常に働かない状態にある免疫不全などの方においては、その体内で増殖を止める仕組みも正常に作動しない恐れがあるのです。私はそのような事態が起きることを強く危惧しています。

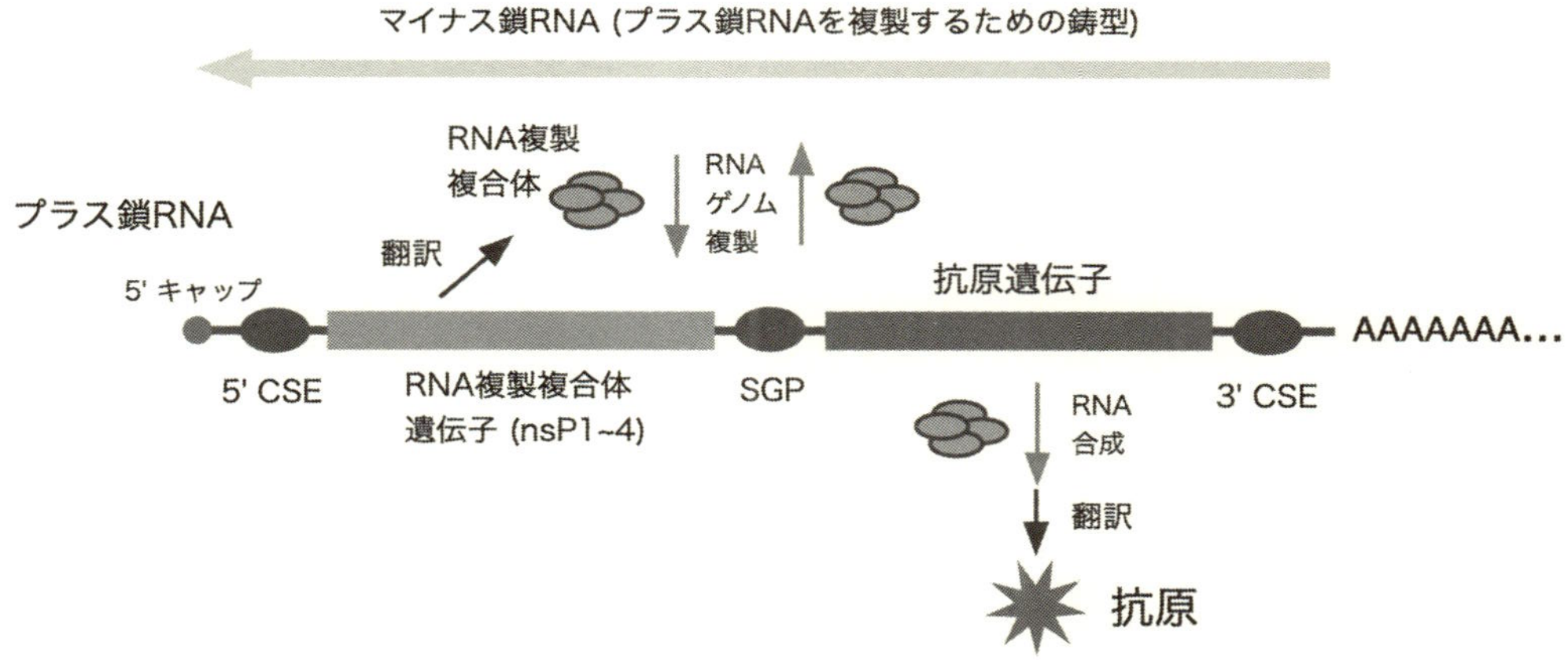

図1－3　自己増殖型mRNAワクチン

RNA複製複合体遺伝子とその認識配列をmRNAワクチン内に組み込むことで、mRNAワクチンの自己増殖が可能となる。

レプリコンワクチン

自己増殖型mRNAワクチンであるレプリコンワクチンは、抗原遺伝子に加えてRNA複製酵素を持っています（図1-3）。Meiji Seikaファルマ株式会社のレプリコンワクチン「コスタイベ筋注用」に使われているのはアルファウイルス属のベネズエラウマ脳炎ウイルスのゲノムです。元のウイルスゲノムにはRNA依存性RNAレプリカーゼとウイルスの殻の遺伝子が含まれますが、その殻の部分を抗原遺伝子に置き換えて作られたのがこのワクチンです。

レプリコンワクチンはRNA複製遺伝子を積んでいるため細胞内で自己増殖します。これは「ワクチン」と名前がついていますが、仕組みとしてはいわば「簡易型人工ウイルス」とも呼べるようなものです。そしてRNAは複製の際のエラーのために配列が変化することがあるのです。

RNAウイルスの複製と変異

ヒトを含め動植物のゲノムの遺伝情報はDNAでできています。ヒトゲノムの情報はアデニン、シトシン、グアニン、チミン、の4種類のヌクレオチド（DNAやRNAの基本構成単位）で構成されており、ＤＮＡの配列はこれらの頭文字を取り、Ａ、Ｃ、Ｇ、Ｔの文字で表記されるデジタルな情報です。そしてこれらのヌクレオチドはいわば極微小な部品であり、たった一分子の活性酸素がぶつかっても壊れてしまうような繊細な素材なのです。これは「デジタル的な情報をアナログで作っている」ＤＮＡ複製の根本的な問題とも言えます。

実際、複製酵素がＤＮＡ情報を書き写している際にはミスがしばしば発生します。例えばＴａｑポリメラーゼを用いた標準的なＰＣＲのプロトコルで60サイクルほどＤＮＡを増幅すると、ある程度の数の変異が溜まるのが確認できます。このように変異というものは本来それほど特別な現象ではありません。これは例えるならば、オリジナルの画像をアナログのコピー機でコピーし続けるとコピー画像にノイズが溜まっていくようなもので、遺伝子が複製されるたびに蓄積されるその「ノイズ」が突然変異の原因ともなります。

遺伝子の複製とはまさにオリジナルの遺伝情報を高速で書き写す作業です。そして、書き写しに間違いがあった場合には消しゴムで消して書き直すような修復の仕組みがＤＮＡには備わっています。このような生物の持つ精巧なＤＮＡ修復機構はゲノムを安定に維持するために進化してきたものです。

一方、ＤＮＡと違いＲＮＡには基本的に修復機構がありません。それはＲＮＡは細胞にとって使い捨ての遺伝情報に過ぎないからです。例外として一部のＲＮＡウイルスにはＲＮＡの校正機能を持つものがいます（ここでの校正機能とは、間違えた塩基を取り込んだ場合、その塩基を除去してから複製を再開する機能を意味します）。そしてアルファウイルスのレプリカーゼにはその校正機能がありません。ＲＮＡ複製の問題は複製を繰り返すうちに変化していくことであり、アルファウイルスは変異率が高いのです。

レプリコンワクチンの本質的な問題は「増える」という性質に加え、増えながら「変わっていく」という性質を持つことです。これはまさにウイルスそのものです。

また、ラゲブリオ（モルヌピラビル）は日本ではコロナに対して風邪薬のような気軽さで処方されていますが、その作用機序にはリスクをはらみます。２０２３年2月には欧州医薬品庁（ＥＭＡ）はラゲブリオに対して「治療現場における有用性が証明されていない」として販売承認の取り消しを勧告し、その後販売会社は承認を取り下げました。欧州ではその効果の低さからも販売自体されなくなり、使用されていません。事実上、他国で使われなくなった余剰ラゲブリオの処理場として日本が使われており、日本人が製薬会社の良い「カモ」になっている状況なのです。

ラゲブリオの作用機序とは変異率を上げることによりウイルスを不活化することです。つまりラゲブリオは「ウイルス変異剤」です。不活化し損なったウイルスは変異を蓄積しますが、ラゲブリオはまさに人体におけるウイルスの「人工進化」を促進させます。レプリコンワクチン接種者がラゲブリオを服用すると、レプリコンワクチンの変異率はさらに上昇するでしょう。

RNAウイルスの遺伝子組換え

さて、パソコンや車などに対して使われる俗語の「ニコイチ」の語源は「2個から1個を作る」ことで、同型機種のジャンク品が複数あり、それぞれ違う場所が壊れている際に、それらの部品を組み合わせて機械を再生することです。

アルファウイルスはその変異率の高さのために、しばしば変異体が生まれますが、その際に変異した失敗ウイルスを自分でつなぎ合わせて「正しい」ウイルスを作り直そうとします。例えばウイルスの複製の際に、片側に一つ変異を持つウイルスゲノムと反対側に一つ変異を持つウイルスゲノムを組み合わせて正しいゲノムを再生するような現象も起こります。これはウイルスゲノムの組換えであり、まさに「ウイルスのニコイチ」です。

そしてその副産物として、失敗ウイルスの部品同士の組換え産物が生まれることもあります。本来アルファウイルスは変異率自体が高いのですが、その変異率の高さを補うために組換え率も高いのです。こうした変化しやすい性質は機能獲得実験による人工進化に向いているのですが、逆に言うと遺伝子製剤の素材としては「最悪」であるとも言えるでしょう。

レプリコンワクチンの機能獲得実験

進化における自然選択の本質は「増えやすいものは増えやすい」という単純な同語反復です。自然選択では変化していく中で増えやすいものが競争に勝ち残り、増えやすすさがより強化されていきます。そのため、接種者の体内ではレプリコンワクチンの増殖しやすさ、免疫から逃れやすさ、感染しやすさが増していくことが容易に想定されます。本来バイオハザードとは有害な生物や病原体などによって引き起こされる災害を意味しますが、レプリコンワクチンが人体内で進化すると、まさにバイオハザードによるアウトブレイクが起こりかねません。そして、一旦野に放たれて野生化してしまったウイルスはもはや人間には制御不可能なのです。

そもそもレプリコンワクチンはいわば「殻のないウイルス」とも言えるものです。そして、アルファウイルスのRNAゲノムは組換え率が高いため、RNA同士の間で組換えも起こります。そのためレプリコンワクチン接種者がRNAウイルスに感染するとレプリコンワクチンとウイルスの間で組換えが起こり、「殻」をもう一度手に入れるかもしれません。もしそうなると「完全体」の新ウイルスが誕生する恐れすらあります。

また、レプリコンワクチンはヒト細胞の遺伝子を取り込む可能性もあります。もともと癌遺伝子はレトロウイルスから発見されたのですが、レトロウイルスもRNAゲノムを持つウイルスです。癌遺伝子は細胞増殖に関わる遺伝子ですが、レトロウイルスは増えやすさを進化させる過程で、動物細胞から癌遺伝子を盗んで自分の増殖に利己的に利用し始めました。癌が遺伝子の病気だということは、歴史的にレトロウイルスという癌ウイルスの研究から分かってきたものです。

自己拡散型ワクチン

さて、一旦「自己増殖型ワクチン」であるレプリコンワクチンから離れて人工ウイルスを用いた「自己拡散型ワクチン」というものについてお話しさせていただきます。自己拡散型ワクチン自体は新しいコンセプトではありません。すでに1980年代後半には、オーストラリアの研究者達により野生動物（キツネ、ネズミ、ウサギ）を駆除する目的へのアプローチとして自己拡散型ワクチンが応用され始めました。この場合の自己拡散型ワクチンは「ワクチン」という名目にはなっていますが 実際には「人工ウイルス」です。そしてさらにその10年後には、スペインの研究者達により、今度は在来種の野ウサギを保護するという真逆の目的で、自己拡散型人工ウイルスをワクチンとして用いるフィールドテストが行われました。これは、一匹一匹を捕まえてワクチンを打つことなどが難しい野生動物に対して、ワクチンを接種していない個体にもワクチンを伝播させて接種した状態にすることを目的として行われた実験です。

この研究では、野生のウサギにワクチン（自己拡散型人工ウイルス）を接種し、目印としてマイクロチップを埋め込み捕獲地点の近くに放ちました。その後回収されたウサギの中にはマイクロチップが無い、つまり未接種にもかかわらずワクチンに対する抗体を持った個体が見つかりました。これはすなわち、その未接種のウサギが「ワクチンに感染した」ことを意味します。このような自己拡散型ワクチンの野生動物に対する実験は、生態系に対する影響などへの懸念から今までは無人島のような隔離された土地で行われてきま

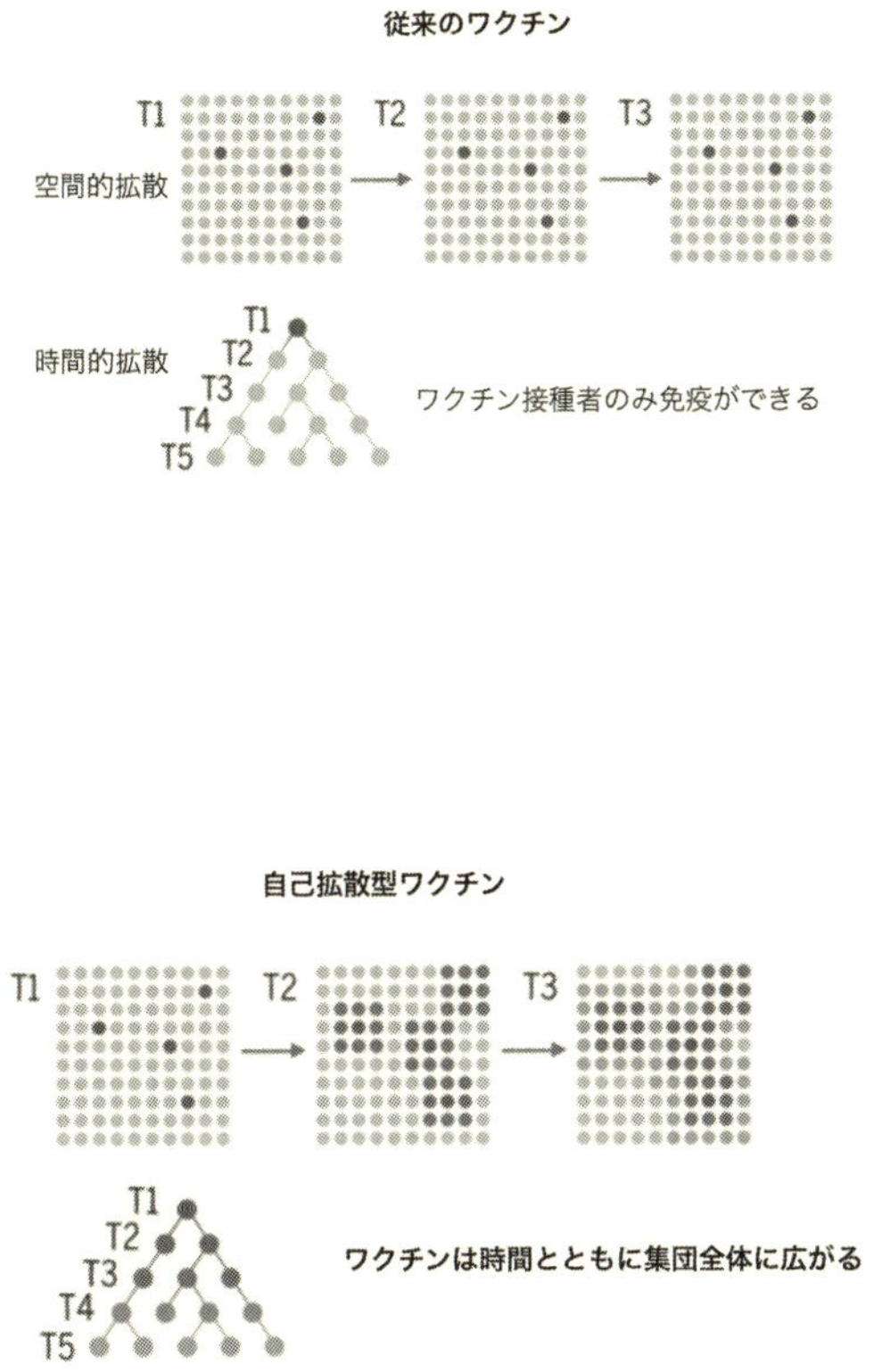

図1−4　自己拡散型ワクチン
自己拡散型ワクチンの実験では、ワクチンを接種していない個体も「ワクチンに感染」し、抗体を持っていました。Eroding norms over release of self-spreading viruses. Lentzos et al. (Science 2022) より

した。そして従来のワクチンでは接種した個体の体内で免疫が作られるのみですが、自己拡散型ワクチン（ウイルス型ワクチン）の場合は未接種の個体にも伝播して広がっていくのです（図1－4）。

ウイルス進化と軍拡競争

進化の過程では環境により適した個体が生き残ります。そして生き物にとって最も関わりのある環境とは自分の周りの生物、とりわけ寄生体や感染源です。寄生生物と宿主の免疫系は軍拡競争の敵対関係にあります。

「他の生物種との絶えざる競争の中で、ある生物種が生き残るためには、常に持続的な進化をしていかなくてはならない」という、進化に関する仮説が「赤の女王仮説」です。赤の女王とはルイス・キャロルの小説『鏡の国のアリス』の登場人物で、彼女が作中で発した「その場にとどまるためには、全力で走り続けなければならない（It takes all the running you can do, to keep in the same place.）」という台詞が元になっています。

レプリコンワクチンは自然の仕組みを生命工学で模倣したものです。実際、現代科学をもってしても人間が理解し利用できるものなど自然現象のほんの一部なのです。人体は未知なことだらけの宇宙のようなものであり、人間も自然の一部に過ぎません。そして、たとえ人間が作ったものであってもその中に返せば、自然の仕組みに取り込まれていきます。また、人体は個人差も非常に大きいものです。増殖し変化するという性質を持つ「レプリコンワクチン」を放ち、野生化すると実際何が起きるか分かりません。何かあった時にはもはや人間にはコントロールしようがないのです。

基本的には接種者の免疫系はレプリコンワクチンの増殖を止めるようなバリケードを張ろうとするでしょうが、ではもしそれを突破するような「レプリコンワクチン変異株」が誕生するとどうなるでしょうか？　そうなった時、免疫との競争に勝って生き残ったそのワクチン変異株を人体からも社会からも駆逐する方法は現時点では存在しません。私はそのような事態が起きることを強く危惧しています。

私は決してこうした事態がレプリコンワクチン接種者の全員で起こるなどという話をしているわけではありません。しかしながら、運悪く条件が揃い、誰かの体内で感染能、増殖能、あるいは毒性の高いレプリコンワクチン変異株が誕生してしまった場合、では人類は一体どうするのか？　というリスク管理の話をしているのです。

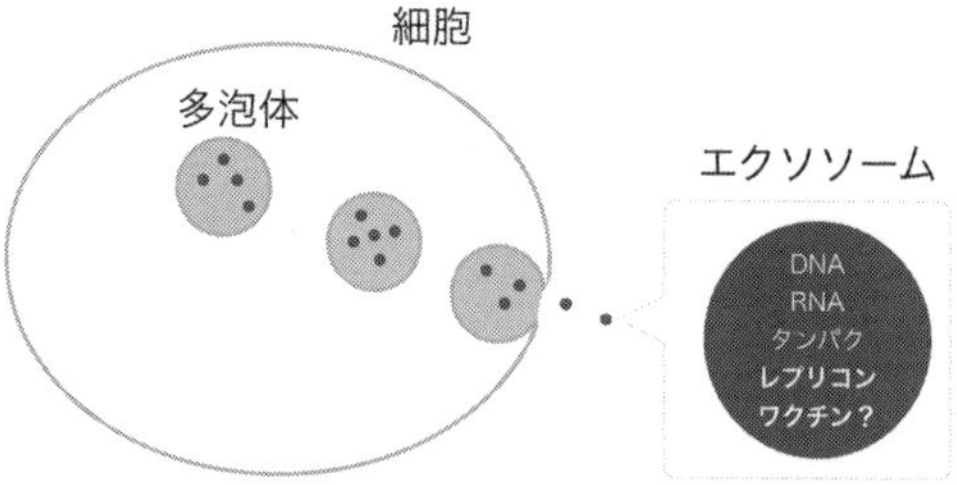

図1－5　エクソソーム

エクソソームはDNA、RNA、タンパクなどを細胞間で輸送する細胞外小胞です。エクソソームは血流を循環し、汗や呼気にも含まれます。エクソソームを介してレプリコンワクチンが他者に感染する懸念があります。

エクソソームと細胞間輸送

もし本当にレプリコンワクチンが同一細胞内だけに留まるのであれば問題は限定的でしょう。しかし実際にはそうはいかず、細胞間輸送の機序を考慮する必要があるのです。

細胞外小胞（extracellular vesicle, EV）とは細胞間のコミュニケーションを媒介する小胞です。そして細胞外小胞の代表的なものがエクソソーム（直径約40～100㎚）です（図1-5）。また、エクソソームよりもサイズがさらに大きな細胞外小胞はマイクロベシクル（直径50～1000㎚）と呼ばれます。

細胞同士は細胞間輸送小胞であるエクソソームを介してお互いの間で物質や情報のやり取りをしています。エクソソームの内容物としてはDNA、RNA、タンパクなどがありますが、実際エクソソームがどの細胞に取り込まれるかは予測不可能です。

人体では有害だとみなしたものは積極的に分解し、分解できなければ排出しようとする仕組みが働きます。例えば、風邪をひくと咳や鼻水が出るのも有害なウイルスを体外に排出しようという働きのためです。そしてエクソソームは血中を循環し、汗や呼気からも排出されます。

レプリコンワクチンとシェディング現象

ワクチン接種者から他者に副作用を伝播する現象は本来はトランスミッションと言うべきものなのですが、コロナワクチンにおいては便宜的にシェディングと呼ばれており、実際に多くの人が被害を訴えています。本来の「ワクチンシェディング」とは、生ウイルス（ウイルスそのもの）を使ったワクチンを打った人間がウイルスに感染してしまうことによってウイルスを周囲に撒き散らすという現象です。そういった意味では、そもそも生ウイルスを用いていない遺伝子ワクチンによってワクチンシェディングが起こるということ自体が奇妙な話ですが、これはコロナワクチン接種者が何らかの有害物質を分泌し、それが周囲に影響を及ぼしているためではないかと考えられます。また、コロナワクチン接種者特有の体臭を指摘する声もあり、その匂いとして代表的なものはケミカル臭と腐敗臭です。

では、このシェディング現象の原因物質とは一体何なのでしょうか？　コロナワクチン接種者からＶＯＣ（揮発性有機化合物）を検出した報告もあり、原因物質の候補の一つはアルデヒドです。さらにはワクチンを接種した家族によるシェディング被害を受けた未接種の方から、ヌクレオキャプシドに対する抗体はできていないにもかかわらず、スパイクタンパクに対する抗体が検出されたという報告もありました。実際スパイクタンパクのような高分子膜タンパクでもエクソソームに取り込まれれば呼気や汗として分泌することも可能であり、ワクチン接種者はスパイクタンパクを分泌している可能性すらあるということです。

シェディング経路としての汗

汗の材料は血液であり、血管を流れるものは汗からも漏れることがあります。例えばニンニクを食べた人から次の日も独特の匂いがするのは、血液に溶け込んだ匂い成分のアリシンが汗として排出されるためですが、アリシンが何のために排出されるのか、なぜ人ごとに匂いの強さが違うのかなど実際のところは詳しく分かっていません。

また、抗癌剤が投与されると抗癌剤は血流を循環します。抗癌剤が投与された癌患者の排泄物や嘔吐物、汗などを介して癌患者の家族や介護者が抗癌剤に暴露する場合があることも知られています。

私達人間は誰もが酸素を取り入れ二酸化炭素を吐き出します。そして食物を摂り排泄物を排出します。このように人体は閉鎖系ではなく、低いエントロピーを取り入れ高くなったエントロピーを排出することにより恒常性を維持しています。そしてその過程で不要なもの、有害なものを体外に排出しており、それも自然な人体の働きです。

この後の第2章で紹介する佐野栄紀先生の研究結果は、コロナワクチンのいわゆるシェディングの作用機序を考える上での重要な示唆を与えてくれます。有害物質を体外に排出する経路として汗を利用し、積極的にスパイクタンパクを放出している人が存在する可能性です。体内で分解できなかった有害物質を体外に排出しようとする働き自体は人体の持つ自然な作用と言えますが、これは例えば一見非常に元気に見えるワクチン多重接種者は体質的に有害物質の排出機能が高く、むしろその方の周りでシェディング被害を受けて体調不良者が続出するといった事例のヒントとなるかもしれません。

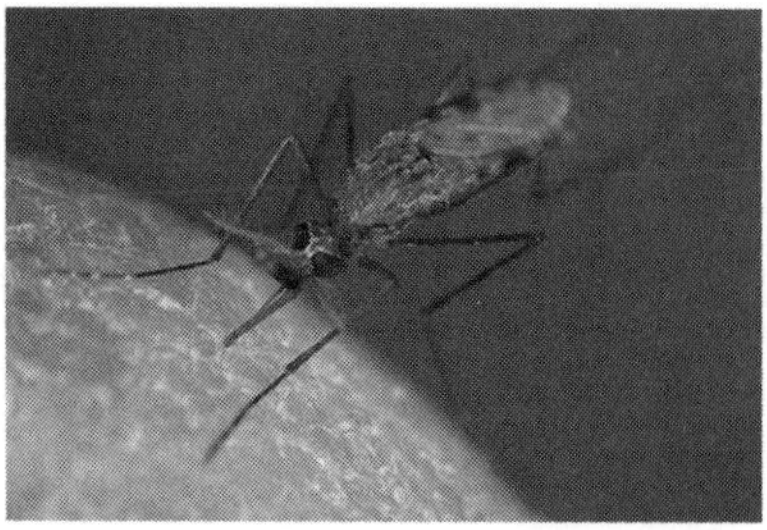

図1－6　蚊　https://ja.wikipedia.org/wiki/カ

このように、体内を循環する物質というのは体外に漏れ出てもおかしくありません。そのため、レプリコンワクチン接種者の汗からエクソソームなどを介してレプリコンワクチンが体外に排出された場合、非接種者を含めて周囲の人達がレプリコンワクチンに暴露する可能性が否定できません。

人体に備わっている免疫系は、基本的には異物であるレプリコンワクチンを壊そうと働きます。しかし、免疫低下や免疫不全などの状態により免疫系が正常に働かないような方の場合、その体内では増殖を止める仕組みも作動しない恐れがあるのです。さらに言うと、例えば体質的にスーパースプレッダーのような人が現れた場合、そこから周囲にさらに感染を広げる懸念があります。

従来のｍＲＮＡワクチンでは、たとえ個体間で伝播したとしても、受け取った人の体内では量自体は減っていく一方でしょう。けれどもレプリコンワクチンのように増殖する仕組みを持つ遺伝子製剤の場合は、受け取った人の体内でもそのｍＲＮＡが増える可能性があるのです。

蚊による個体間伝播

消化管の中は生理学的には「体外」ですが、身体中に張り巡らされた血液の流れる血管の中はまさに「体内」です。そのため、ウイルス感染症を患っている人の体内を循環するものを他者の体内へ直接注入すれば、そのウイルスに感染させるリスクは著しく上昇します。例えば注射針の使い回しなどです。そして、吸血する昆虫である「蚊」も様々なウイルスを媒介します（図1-6）。蚊が媒介する病気による死者は世界中では実に年間75万人にも及びます。レプリコンワクチンの個体間伝播を考察する際には、汗や呼気などでの間接的な伝播に加え、蚊などによる直接的な血液での伝播も念頭に置くべきでしょう。

レプリコンワクチンは個体間伝播するか

レプリコンワクチンはすでに日本以外にもベトナムやインドなどで治験されてきましたが、個体間伝播は今までのところは報告されていません。では、そうした心配をする必要はないのでしょうか。そもそも日本でもコロナワクチンのシェディングによる健康被害を訴える方は多くいますが、その声は無視され続けています。実際シェディング被害の定量法など定まっておらず、治験でもそうした測定はされていません。

動物実験で安全性を確認する難しさ

コロナワクチン接種開始以来の日本の超過死亡の合計は2024年の前半の時点ですでに60万人にも及びます。この膨大な超過死亡数はコロナワクチンの薬害が原因であると私は考えています。こうした数値から考えても、短期間での限定的な数のマウスを使った動物実験では遺伝子製剤の人体への安全性を確認するのは実際困難です。

いわゆるシェディング現象を検証するためには、高い感度での原因物質の検出に特異的な実験系や、健康被害を定量化する実験系を立ち上げる必要があります。けれども現状ではシェディングの定量的な測定法すら存在せず、さらにマウスで「レプリコンワクチンの伝播が起こらないこと」を検証することなどははるかに難しいのです。

そもそもマウスとヒトは体のサイズ、寿命なども大きく異なり、マウスでの実験結果をそのままヒトに当てはめて簡単に安全性を結論付けることはできません。また、例えばシェディングについてマウスとヒトの違いで考慮しなければいけない重要な要素の一つには「汗」があります。

ヒトが進化の過程で体毛を失った理由の一つは体温調節のために「汗をかく能力」を獲得したからだと考えられています。実際、体温を下げるために汗の仕組みを採用している動物は非常に珍しく、哺乳類でもヒトとウマくらいですが、この仕組みにより長時間の激しい活動の際でも汗で体温を下げ「オーバーヒート」を避けることができるのです。これはヒトの持つ特殊能力の一つであり、そのため本来ヒトは哺乳類の中でも屈指の長期離ランナーでもあります。汗をかくためのエクリン腺は「ヒト」の持つ特徴です。汗をかくためには体毛が邪魔になるため、本来マウスを含むほとんどの哺乳類は全身からは汗をかきません。汗によるシェディングの経路は大きな問題ですが、「マウス」ではこれを正しく検証できないのです。

人間は皆それぞれ遺伝的に異なり、ウイルスへの感染しやすさやウイルスのような外敵に対応する免疫系の働きも個人によって差があります。一方、動物実験に使われるマウスは基本的に純系であり、遺伝的には均質です。そのため人間の個人差もマウスで検証することはできません。

　シェディング現象を動物実験で解明する難しさの理由はそれだけではありません。そもそも研究者がそうした研究自体を敬遠するという事情があるからです。研究には費用がかかりますが、その中でも動物実験はコストの高い実験です。そして昨今ではｍＲＮＡワクチンの研究や癌製剤の活用や応用への研究に対しての研究費は潤沢に支給されますが、製剤に対する「害」や「デメリット」の研究への研究費は申請しても却下される場合が多いでしょう。また、そうした研究による成果を発表しようとしても、学術雑誌の事実上の出資者でもある製薬会社に不利益をもたらすような内容の研究に関しては、査読を通すことすら困難です。あるいはたとえその研究成果を何らかの形で発表できたとしても、そのために所属機関の中で冷遇されたり、出世の道を閉ざされるといった可能性もあるでしょう。そのように、こうした研究に対する負の圧力のために薬害の研究が世の中に出てくることは実際非常に困難なのです。

わずか１２７ｇのレプリコンワクチンで日本の全人口に接種可能

Vaccine	Amount	# Doses	Reference	Amount for Japanese Population
DNA	1 - 5 mg	2-3	NIH	253 kg
mRNA	100 µg	2	Moderna	25 kg
saRNA	**1-10 µg**	**1-2**	**VLPT J**	**127 g**

図1－7　わずか127gのレプリコンワクチンで日本の全人口分の接種が可能（https://www.bcnretail.com/market/detail/20210831_241387.html）

「国産の『自己増殖型ｍＲＮＡワクチン』の臨床試験計画が承認。10月の治験開始目指す」

大分大学は8月25日、開発中である新しいタイプの国産ワクチンの臨床試験を開始する準備に入ったと発表した。

開発中のレプリコンワクチンは、体内で自己増殖するため少量の接種で抗体を得ることができる。ＶＬＰＴジャパン社によると、日本の全人口にワクチンを接種すると想定した場合、モデルナ製のｍＲＮＡワクチンは25ｋｇが必要なのに対し、レプリコンワクチンはわずか１２７ｇで済むという。

（ｈｔｔｐｓ：／／ｗｗｗ．ｂｃｎｒｅｔａｉｌ．ｃｏｍ／ｍａｒｋｅｔ／detail/20210831_241387.html）

ＤＮＡワクチンやｍＲＮＡワクチンに比べ、レプリコンワクチンは接種当たりに必要な核酸の量を極端に節約することができます（図1-7）。節約によるコストの削減はワクチンメーカーにとっては好都合ですが、接種量を節約できるのは接種者の体内でＲＮＡが増殖する仕組みであるからです。

実際には体内での増殖には人体による個人差があるために、たとえ同一量のレプリコンワクチンを投与しても接種者によっては作用が想定よりも強く出ることもあるでしょう。また思い返すと、従来型のコロナワクチンでも現場でのミスによって子供に大人の量を接種したり、接種量を間違えたりといった投与量に関する事故も何度も起きてきました。もし例えばこういったミスがレプリコンワクチンでも起こった場合、ＲＮＡ増殖の影響や免疫刺激による毒性の強さがどれほどになるかは予測ができません。

レプリコンワクチンとパンドラの箱

レプリコンワクチンは２０２３年11月28日、日本で承認されました。実はその前にも一度インドで２０２２年に緊急承認されたのですが、臨床データはかんばしいものではなく、結果的に承認自体も暫定的なものに終わりました。そういった意味でも、今回の承認は

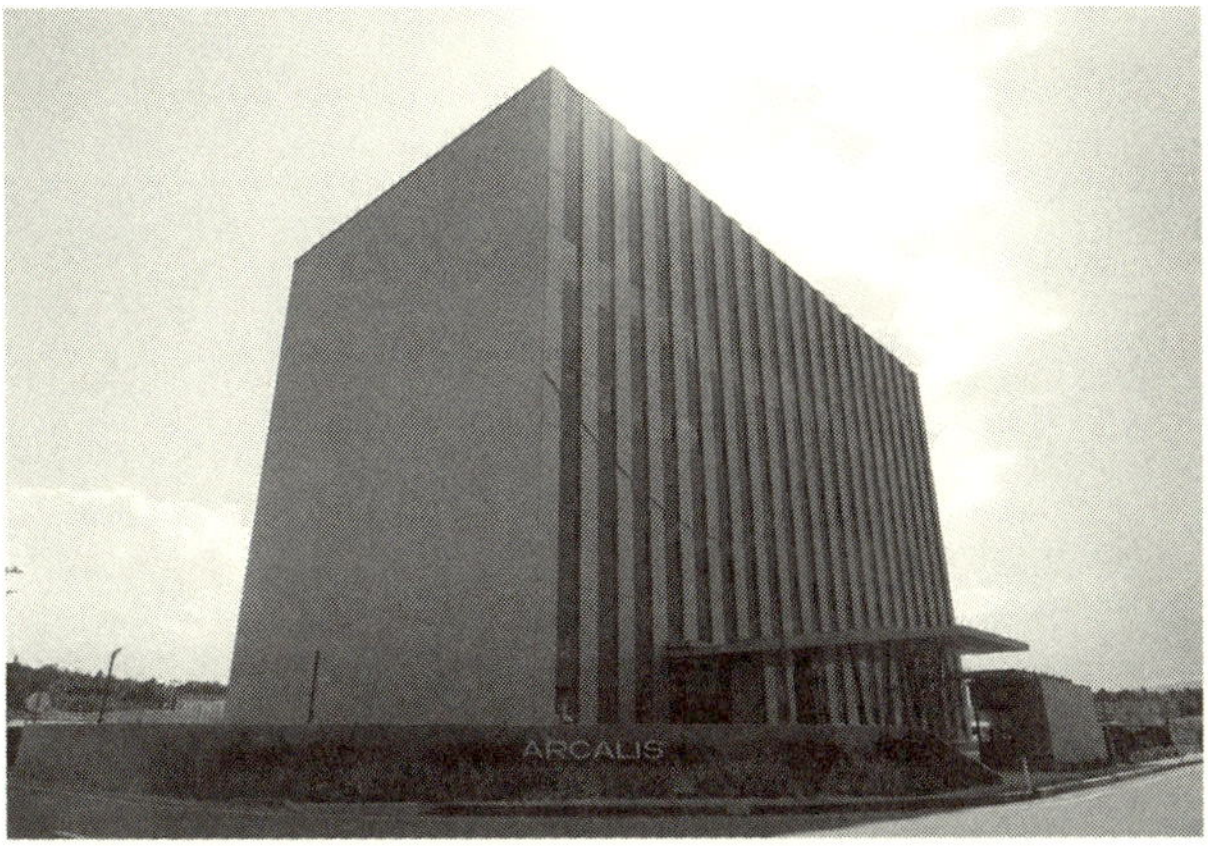

図１－８　創薬支援の新興、福島にmRNAの新工場　ワクチンなどに
(https://www.nikkei.com/article/DGXZQOUC036KR0T00C23)

「真の分岐点」であり、「パンドラの箱」を開けようとしているのは他でもない日本なのです。

日本はレプリコンワクチンの危険性を軽視し、小規模な短期間のテストのみで、見切り発車の状態で承認してしまいました。この異例のはやさには何かの意図があるのではないかとすら疑います。通常、ワクチン開発には少なくとも10年以上かかると言われているのは、長期の副作用を見るには実際それだけの時間が必要だからです。けれども、たとえ国が承認し、製薬企業、研究者、医者がお墨付きを与えたところで、もし想定外の何かが起きた際には彼らが事態をコントロールできるわけではありません。

２０２３年７月には福島県南相馬市にｍＲＮＡワクチン工場が建設され、他にも現在日本中でｍＲＮＡワクチン工場の建設が進んでいます（図1-8）。製薬企業は今後レプリコンワクチンのプラットフォームを拡大しようとしています。また、レプリコンはコロナだけでなく他の様々な感染症に対するワクチン、癌の予防や治療を名目としたｍＲＮＡ製剤へも応用されようとしており、現在進行形で帯状疱疹やインフルエンザワクチンから癌製剤に至るまでいくつもの臨床試験が進められています。レプリコンワクチンの開発企業は、将来的にこの技術が従来のｍＲＮＡ技術に置き換わっていくことを期待しており、人々がワクチン接種について国や行政、医療機関に疑問を抱かない限り実際そうなっていくでしょう。

日本人を対象としたレプリコンワクチンの人体実験はすでに始まっている

ｍＲＮＡ技術とはある意味人体を薬品工場として利用する技術ですが、さらにレプリコンワクチンではそのｍＲＮＡ自体も増殖します。一人一人の体内でタンパクを実際どれくらいの期間に渡って作り続けるのかは予想できません。レプリコンワクチン自体には増殖の「ブレーキ」は搭載されていません。ｍＲＮＡがどれほど増殖し続けるのか、増殖がいつ止まるか実際には分からないのです。

この場合の安全管理とはいわば個人の体質次第です。しかも増殖するｍＲＮＡは投与されたｍＲＮＡのまま不変ではなく変異していきます。変異するうちにどのようなものができるか分からず、また組換えも起こります。免疫系との競争の中では感染性が高いもの、増殖率が高いものが自然淘汰の過程で優位に立ちます。そのため、そういった競争の中で危険な「ワクチン変異株」が進化し広がっていく恐れがあるのです。

にもかかわらず「今のところ危険性は証明されていないので、さっそく実際に人間で試してみよう。」という決して行うべきではない人体実験を、治験という名目で日本という国は国民を対象にすでに始めてしまいました。２０２４年9月12日に厚生労働省の専門家部会はＭｅｉｊｉ Ｓｅｉｋａファルマ株式会社のコロナウイルスに対するレプリコンワクチン「コスタイベ」の製造販売の承認を了承しました。定期接種用も含めて約４３０万回分が供給される予定です。

開発国ですら承認していないレプリコンワクチンを日本は世界で唯一承認したばかりか、一般への接種を異例のはやさで許可したのです。

（該当するブログ記事掲載２０２４年7月28日、8月4日、8月11日）

補論：レプリコンワクチン（コスタイベ筋注用 開発コードARCT-154）の遺伝子構造解析

Ｍｅｉｊｉ Ｓｅｉｋａファルマ株式会社のレプリコンワクチンは自己増殖型ｍＲＮＡワクチンであり、販売名は「コスタイベ筋注用」です。このレプリコンワクチンの設計に使用されたベネズエラウマ脳炎ウイルス（ＶＥＥＶ）はトガウイルス科のアルファウイルスです。(1) ベネズエラウマ脳炎ウイルスは主に蚊に媒介され、もともと小型齧歯類と蚊の間での感染のサイクルが存在しています。そして蚊を媒介して馬に感染すると、馬に高い死亡率での高力価ウイルス血症を引き起こします。さらには馬と密接に接触する人間にも蚊を介して感染し得ます。

ベネズエラウマ脳炎ウイルスは主に嗅覚神経を通って脳に侵入しますが、効率は低いものの血液脳関門を通過する経路があることも知られています。このウイルスはまず脳の嗅球で複製されます。一般的に脳内に侵入したウイルスは免疫系のグリア細胞によって検出され、放出されるケモカインやサイトカインが炎症反応を起こします。また、感染初期の炎症反応が血液脳関門を損傷すると、血液中を循環するウイルス粒子や白血球が脳内に侵入できるようになり炎症を憎悪させます。最終的にニューロンはウイルスによる直接感染によって誘発されるアポトーシスに加え、炎症によっても傷害されます。このようにしてベネズエラウマ脳炎ウイルスはヒトに重篤な脳炎を引き起こします。

病原性ベネズエラウマ脳炎ウイルス株はバイオセーフティレベル3での取り扱いが求められますが、高い感染力と脳を障害するという軍事的な「魅力」から、ベネズエラウマ脳炎ウイルスは生物兵器の材料としても知られています。実際、冷戦中にはアメリカとソビエト連邦の両国がベネズエラウマ脳炎ウイルスの兵器使用を目的とした研究を行っていました。

ベネズエラウマ脳炎ウイルスのゲノム構成

ベネズエラウマ脳炎ウイルスのゲノムは11・4kbの一本鎖のプラス鎖RNAです。このゲノムは4つの非構造タンパク質（nsp1、nsp2、nsp3、nsp4）と5つの構造タンパク質（キャプシド（C）、エンベロープ（E）3、E2、6K、E1）をコードしています（図1-9）。nsp1、nsp2、nsp3、nsp4はまず1つのタンパクとして翻訳され、nsp2のプロテアーゼ活性によって4つのタンパク質に分解

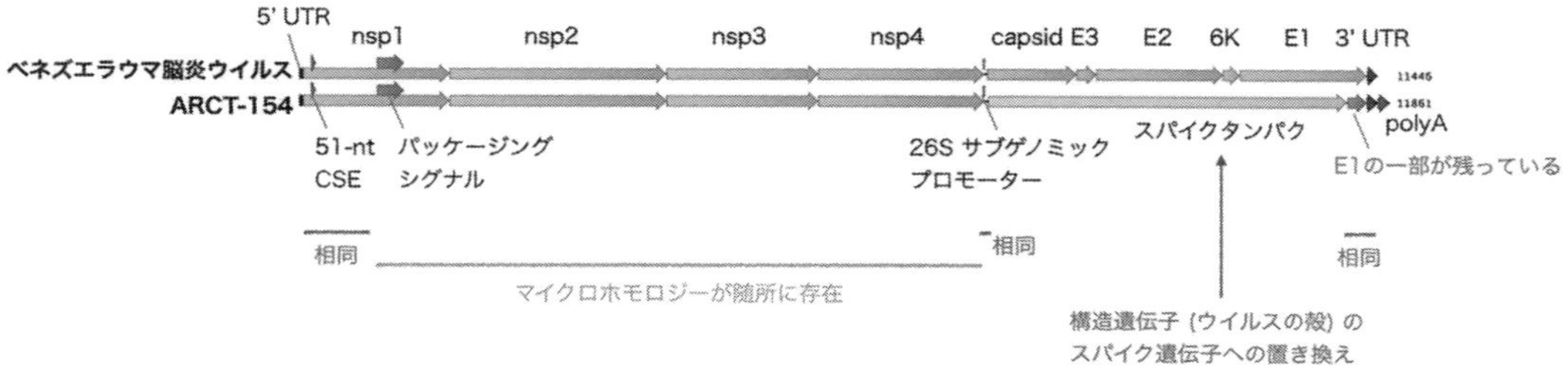

図１–9　ベネズエラウマ脳炎ウイルスゲノムとARCT–154の比較。ARCT–154は構造遺伝子（ウイルスの殻の遺伝子など）がスパイク遺伝子に置き換えられたものであり、ARCT–154とベネズエラウマ脳炎ウイルスには配列がほぼ同一の箇所と微小な相同性（マイクロホモロジー）を持つ箇所が存在します。パッケージングシグナルはnsp１のコード領域内に存在しています。

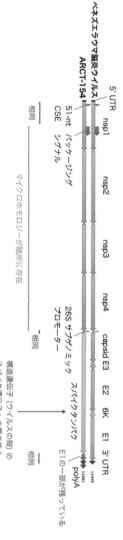

されます。それらの遺伝子以外には、5′非翻訳領域（UTR）、26Sサブゲノムプロモーター、3′非翻訳領域（UTR）があり、ゲノムの3′末端にはポリ（A）尾部が存在します。

一般的なウイルスと同様に、ベネズエラウマ脳炎ウイルスでもゲノムのほとんどはタンパクをコードする領域と制御領域で構成されており、余分な配列はほとんど存在しません。これは限られた大きさのウイルスゲノムの中に効率的に遺伝子を配置するためです。そして、一つの酵素が複数の機能を持つことにより酵素の数は最小限に抑えられています。また、このウイルスのゲノムの特徴としては、転写やパッケージングの制御領域が非翻訳領域だけではなくタンパクのコード領域内にも含まれていることが挙げられます。

レプリコンワクチンＡＲＣＴ‐１５４の遺伝子構成

レプリコンワクチン「コスタイベ筋注用」の有効成分名が「ザポメラン」、開発コード名は「ＡＲＣＴ‐１５４」です。開発はアメリカのアークトゥルス・セラピューティクス・ホールディングス株式会社（Arcturus Therapeutics Holdings Inc.）によるものです。ＡＲＣＴ‐１５４は抗原として起源株に近いＢ・１変異株（Ｄ６１４Ｇ変異スパイクタンパク）を用いており、ベトナムなどで治験が行われました。その後、開発者側によりスパイクタンパクはJN1株に変更され、8匹のマウスでの実験を経て、そのまま日本人への接種が開始されました。事実上、日本は開発国ですら承認されていないレプリコンワクチンを異例のはやさで世界で唯一承認したばかりか、一般への接種を開始したのです。

公開されている「コスタイベ筋注用に関する資料」[2]には黒塗りの部分が多いのですが、ARCT-154の遺伝子配列はこの資料の中に記載されていますので、そのデータを用いてARCT-154の遺伝子構成について私自身で解析してみました。

ARCT-154は構造遺伝子（ウイルスの殻の遺伝子など）がスパイク遺伝子に置き換えられたものです（図1-9）。ARCT-154のRNAレプリカーゼ複合体やスパイクでは、アミノ酸配列を保ちながらコドン最適化の過程で遺伝子配列が変更されています。相同な配列はウイルスと組換えを起こす原因となるのですが、実際ARCT-154とベネズエラウマ脳炎ウイルスには配列がほぼ同一の箇所と微小な相同性（マイクロホモロジー）を持つ箇所が存在します。

そもそもARCT-154はウイルスの構造遺伝子（ウイルスの殻）をスパイク遺伝子に置き換えた構造をしています。では、ここに「ウイルスの殻」が供給されると、レプリコンワクチンがウイルス粒子に取り込まれる可能性はあるのでしょうか？

パッケージングシグナル

アルファウイルスの中でもベネズエラウマ脳炎ウイルスは特に効率的にウイルス粒子を形成します。このウイルス粒子はエアロゾルとしても感染しますが、その感染力が非常に強いのです。「パッケージングシグナル」とはウイルスゲノムをウイルス粒子に「配達するための荷札（タグ）」の様なものであり、ウイルス粒子に取り込む目印として使われます。

パッケージングシグナルはｎｓｐ１のコード領域内に存在しています（図１‐10）。ｎｓｐ１はレプリカーゼ複合体を構成する要素であり、レプリコンワクチンに必須な遺伝子です。そのため、レプリコンワクチンのデザインからパッケージングシグナル領域を除去することは原理的に不可能なのです。

図１‐11はパッケージングシグナル領域のＲＮＡ高次構造を私自身で解析したものです。図１‐11Ａはベネズエラウマ脳炎ウイルスのパッケージングシグナルの高次構造です。Ｒ

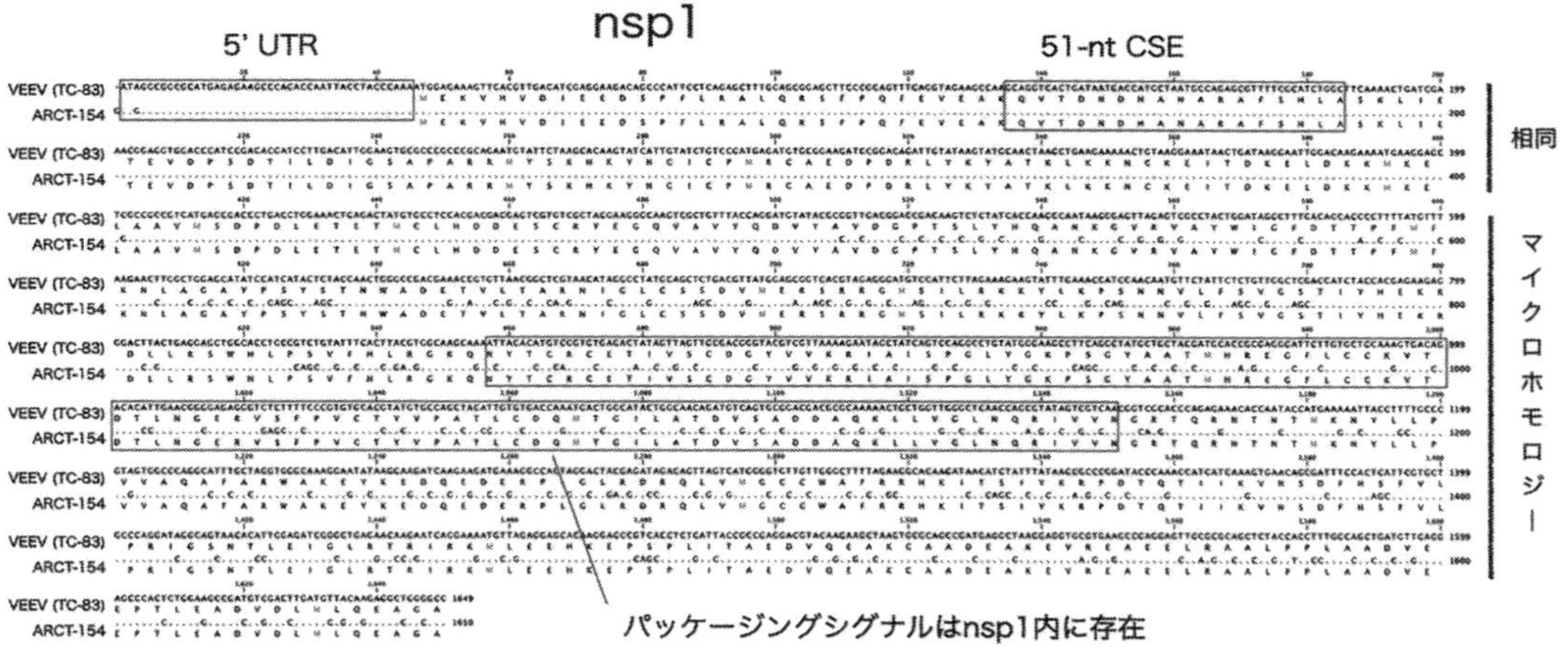

図1-10　nsp1遺伝子内のパッケージングシグナル

それぞれの列で上がベネズエラウマ脳炎ウイルス（VEEV TC-83株）、下がARCT-154です。両者ともゲノムはRNAですが、ここではデータベースに登録されているTC-83の情報に合わせ、Uの代わりにTで表記しました。

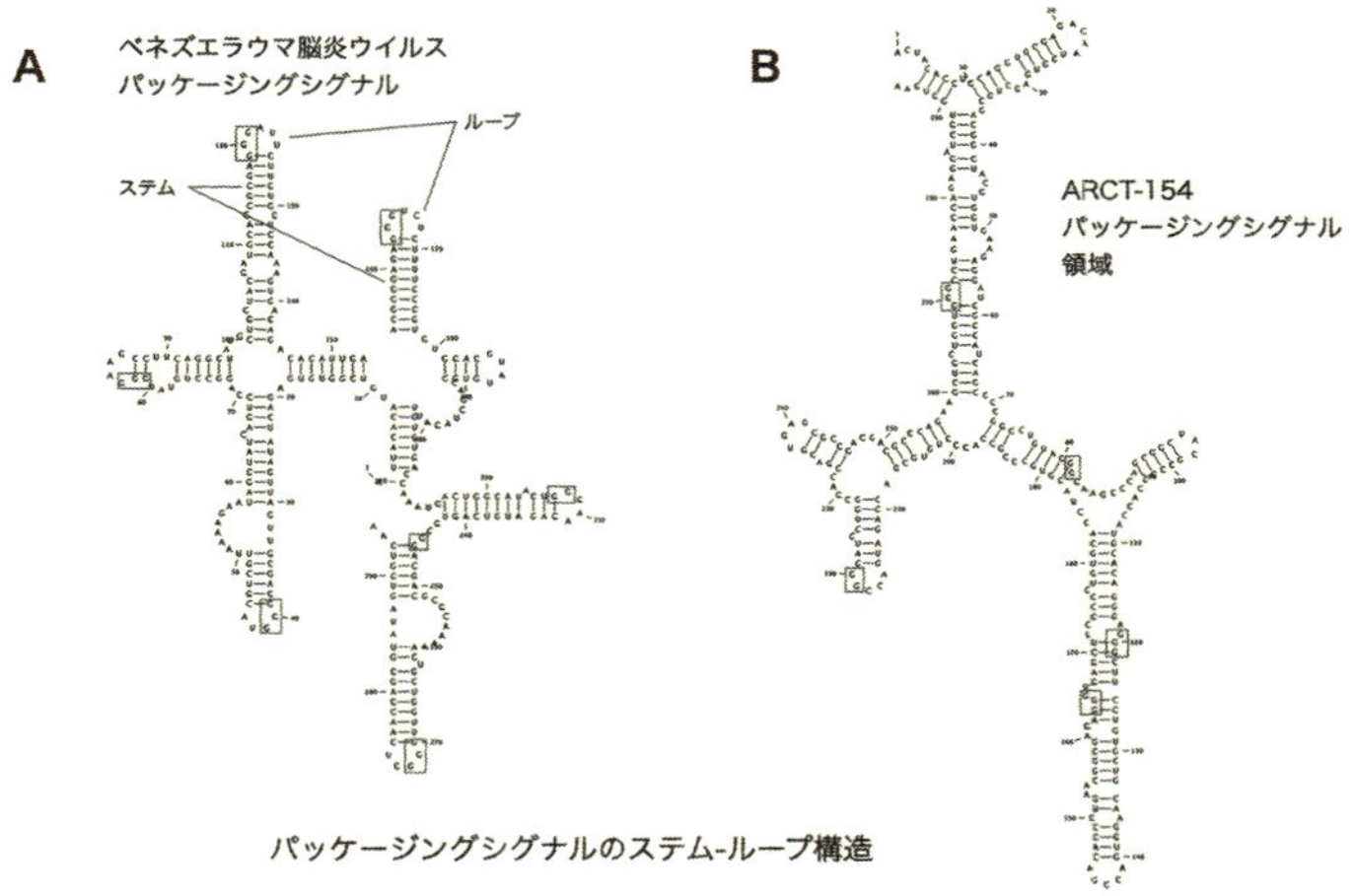

図1-11　パッケージングシグナルのステム-ループ構造
ベネズエラウマ脳炎ウイルスのパッケージングシグナルの高次構造です。RNAが折れ曲がりステムとループを形成しており、ループ内にいくつかの「GGG」配列が見つかります。

NAが折れ曲がりステム（幹）とループ（輪）を形成しており、ループ内にいくつかの「GGG」配列が見つかります。パッケージングシグナルの配列自体はアルファウイルス間ではさほど保存されていません。パッケージングシグナルの機能は配列そのものよりも、その領域の複雑な折れ曲がり構造によるもので、とりわけステムとループによる折れ曲がり構造とループ内の「GGG」配列がパッケージングシグナルに重要です。

ベネズエラウマ脳炎ウイルスにおいては、パッケージングシグナルの配列を大きく変化させたり「GGG」を取り除いたりするとウイルス粒子産生は減少するものの、残存活性が見られます。また、ゲノムの他の領域にも隠れたパッケージングシグナルが存在する可能性があります。

折れ曲がりのパターンは異なりますが、ARCT-154のパッケージングシグナル領域も折れ曲がります（図1-11B）。そして数は減少しているものの、ループ内には「GGG」や「GG」配列も見られます。しかしながら、実際の実験データが開示されない限りは、パッケージングシグナルの改変配列のみによってレプリコンワクチンのウイルス様粒子への取り込みのレベルを判断することは難しいでしょう。

レプリコンワクチンはウイルス様粒子に取り込まれるか

結論として、ＡＲＣＴ−１５４の遺伝子構造から考察できることは以下になります。

レプリコンワクチンのウイルス粒子への取り込みについて

懸念１）パッケージングシグナルは取り除けていない。

懸念２）パッケージングシグナルがｎｓｐ１遺伝子上にあるためにパッケージングシグナルを完全に取り除くことは不可能である。

懸念３）ウイルス粒子へのパッケージングに必要な酵素はレプリコンワクチンの中に含まれている。

レプリコンワクチンと野生ウイルスの組換えについて

懸念４）部分的な相同性のためにアルファウイルスとの組換えは起こり得る。

懸念５）組換えによって完全なパッケージングシグナルを再取得することもあり得る。

懸念６）組換えによって新規キメラウイルスを誕生させる可能性がある。

レプリコンワクチン接種者がアルファウイルスに感染すると、接種者の体内でワクチンがウイルス様粒子に取り込まれる可能性があります。また、そうしたウイルス様粒子が他者に感染するとレプリコンワクチンの個体間伝播が起こり得ます。ベネズエラウマ脳炎ウイルスが蚊によって媒介されるように、レプリコンワクチン接種者からの蚊による個体間伝播も現実的な懸念事項です。

また、もともとベネズエラウマ脳炎ウイルスは脳炎を引き起こすウイルスであり、事実上その性質を利用した兵器としても研究されてきた経緯のあるウイルスです。レプリコンワクチンによる脳への影響についての懸念も払拭できないと私は考えます。

（該当するブログ記事掲載　２０２４年10月28日）

注

（1）Current Understanding of the Molecular Basis of Venezuelan Equine Encephalitis Virus Pathogenesis and Vaccine Development Sharma and Knollmann-Ritschel（2019）viruses
https://www.mdpi.com/1999-4915/11/2/164

（2）コスタイベ筋注用に関する資料
https://www.pmda.go.jp/drugs/2023/P20231122002/780009000_30500AMX00282_B100_2.pdf

2章　ｍＲＮＡワクチンは個体間で伝播するか？

ｍＲＮＡコロナワクチンの胎盤への移行

胎盤は妊娠中に形成される一時的な器官であり、発育中の胎児のライフラインとも言えます（図２−１）。胎盤は胎児に必要な栄養素と酸素を供給し、老廃物を除去し、ホルモンを産生し、胎児を保護する働きをします。

そして、胎盤は母体から胎児に抗体を移行させ、出生後のための初期免疫を胎児に提供する経路でもあります。胎内では酸素、栄養分、老廃物などの物質交換は血漿を介して行われますが、母親の血液と胎児の血液は直接には混合しません。そのため、たとえ母親と胎児の血液型が異なっていても、異型輸血のような凝血が起こらない仕組みになっています。

また、胎盤の血液胎盤関門はバリアとしても働き、母体血液中の病原体や有害物質などから胎児を保護します。しかしそのフィルター機能も決して完全ではありません。そのため、リスクを避けるために、妊娠中は煙草、アルコール、過剰なカフェインなどの摂取を

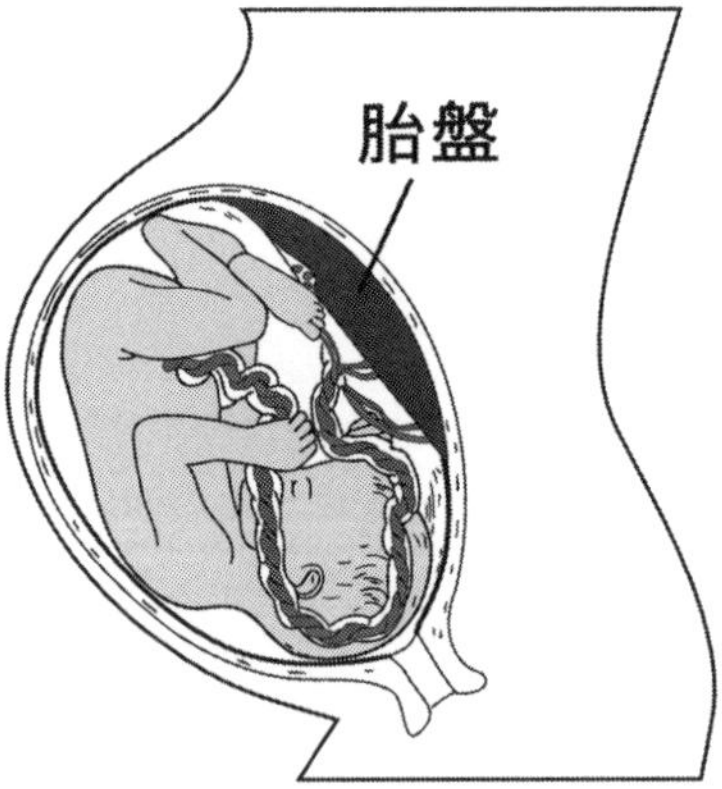

図2−1　胎盤（https://ja.wikipedia.org/wiki/胎盤）

控えることを求められるのです。

基本的にはどのような薬も妊娠中に安全というわけではなく、薬の服用には医師への相談が必要とされています。本来、妊婦への新薬の投与には極めて慎重であるべきなのですが、厚生労働省は妊娠中の女性に対してもコロナワクチン接種を積極的に「推奨」してきました（図2−2）。コロナワクチンの安全性を疑わない産婦人科の医師も多かったため、妊娠中でもコロナワクチンを接種した方も少なくないでしょう。また、医師からの直接的な指導により、出産のために不本意ながらコロナワクチンを接種した方もいたのではないでしょうか。

さて、筋肉注射されたコロナワクチンの

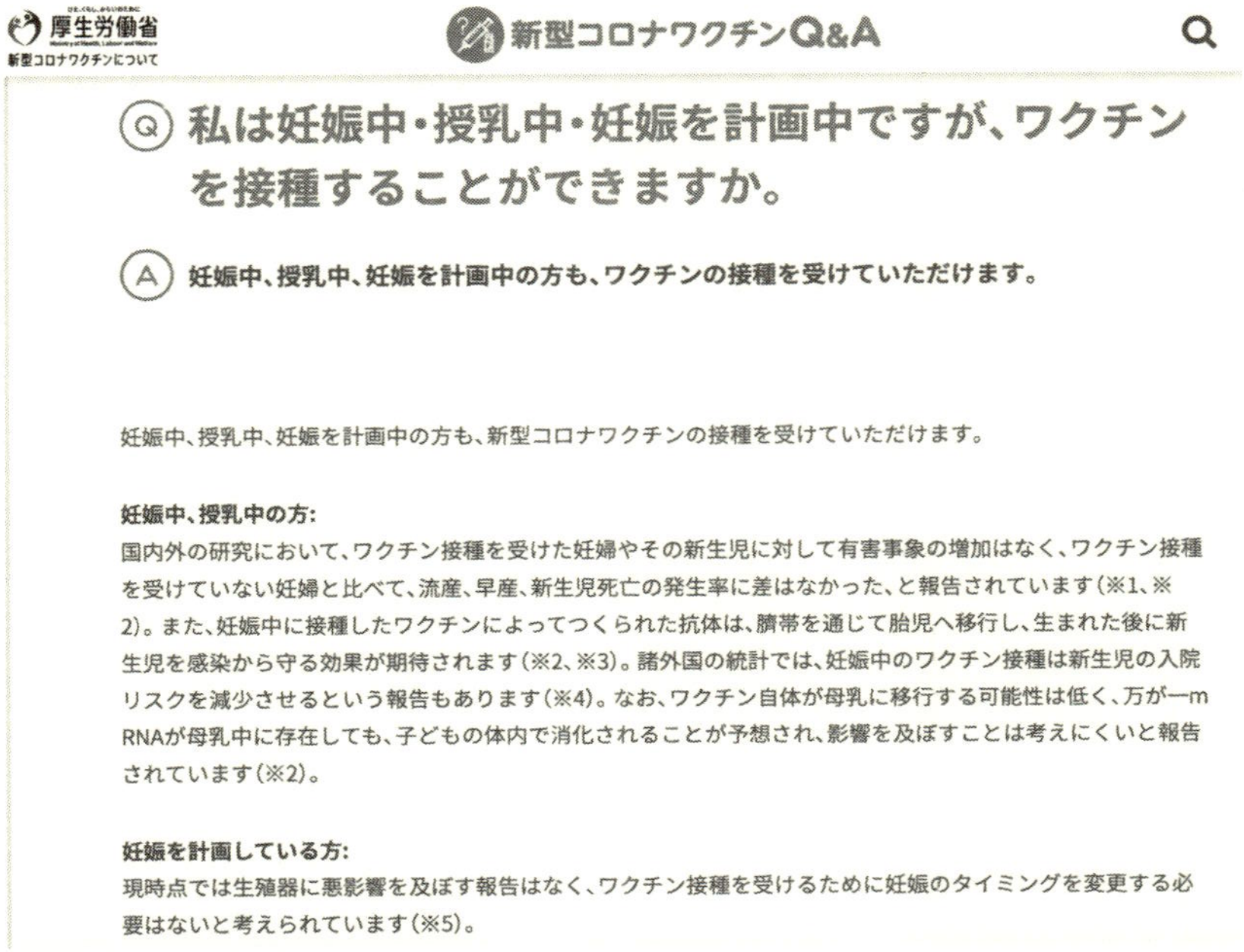

厚生労働省
新型コロナワクチンについて

新型コロナワクチンQ&A

Ⓠ 私は妊娠中・授乳中・妊娠を計画中ですが、ワクチンを接種することができますか。

Ⓐ 妊娠中、授乳中、妊娠を計画中の方も、ワクチンの接種を受けていただけます。

妊娠中、授乳中、妊娠を計画中の方も、新型コロナワクチンの接種を受けていただけます。

妊娠中、授乳中の方:
国内外の研究において、ワクチン接種を受けた妊婦やその新生児に対して有害事象の増加はなく、ワクチン接種を受けていない妊婦と比べて、流産、早産、新生児死亡の発生率に差はなかった、と報告されています(※1、※2)。また、妊娠中に接種したワクチンによってつくられた抗体は、臍帯を通じて胎児へ移行し、生まれた後に新生児を感染から守る効果が期待されます(※2、※3)。諸外国の統計では、妊娠中のワクチン接種は新生児の入院リスクを減少させるという報告もあります(※4)。なお、ワクチン自体が母乳に移行する可能性は低く、万が一mRNAが母乳中に存在しても、子どもの体内で消化されることが予想され、影響を及ぼすことは考えにくいと報告されています(※2)。

妊娠を計画している方:
現時点では生殖器に悪影響を及ぼす報告はなく、ワクチン接種を受けるために妊娠のタイミングを変更する必要はないと考えられています(※5)。

図2-2　妊娠や授乳に関しての新型コロナワクチンQ＆A（厚生労働省）

脂質ナノ粒子（ＬＮＰ）は全身に運ばれ、肝臓、脾臓、卵巣、副腎などに分布することが分かっていますが、最近の研究によって妊婦では事態はさらに深刻なことが判明しました。妊婦に接種されたコロナワクチンが胎盤に移行していたのです。

ＣＯＶＩＤ-19ワクチンメッセンジャーＲＮＡの経胎盤感染：ワクチン接種後の胎盤、母体および臍帯血分析による証拠

コロナワクチンのｍＲＮＡは、当初謳われていたように注射部位の筋肉に留まるようなものではなく、妊婦においては胎盤さらには臍帯血にまで到達することが分かりました（Transplacental transmission of the COVID-19 vaccine messenger RNA: evidence from placental, materna l, and cord blood analyses postvaccination Lin et al.（2024）Am J Obstet Gynecol　https://pubmed.ncbi.nlm.nih.gov/38307473/）。

リン博士らの研究ではワクチンｍＲＮＡは血液胎盤関門を通過し子宮内環境にまで到達していました。ｍＲＮＡが胎児の血液（臍帯血）からも検出されたということは、実際にはすでにワクチンｍＲＮＡが胎児の体内に取り込まれているということを意味します。この研究ではワクチン接種直後に出産した際の胎盤を解析できたことが、胎児由来組織や胎

児血中のワクチンｍＲＮＡの検出につながりました。胎盤や子宮環境へのｍＲＮＡの移行は妊娠初期でも同様に起こると考えられますが、より発達段階のはやい時期の胎児への影響はさらに深刻です。胎児期の体内でのスパイクタンパクの発現はコロナウイルスへの免疫寛容を誘導し、生まれてきた子供はコロナウイルス感染に対して極めて脆弱になる恐れがあります。また、胎児成長の初期段階の認識されない小さな障害は成長とともに大きな障害につながる可能性があります。

著者のグループは以前、ｍＲＮＡワクチンが血液乳関門を通過し母乳へ取り込まれることを報告しています。また、ＬＮＰが卵巣に分布することは以前から知られています。このようにｍＲＮＡコロナワクチンは卵巣、子宮、母乳に運ばれ、複数の機序で胎児、そして新生児を傷害し得るのです。

今回、胎盤で確認されたのはスパイクタンパクだけではなく、ワクチンのｍＲＮＡそのものであり、この事実は妊婦に接種したｍＲＮＡ製剤の胎盤への移行がＬＮＰ／ｍＲＮＡ製剤全般に共通した致命的欠陥であることを改めて示しています。コロナワクチンのＤＮＡ汚染については3章で詳しく触れますが、ＬＮＰに包まれたｍＲＮＡが子宮内環境に届くのならば、ＬＮＰに包まれた汚染ＤＮＡも同様でしょう。細胞数が少ない胎児へも汚染

DNAのトランスフェクションが起きている恐れがあります。

子宮内環境におけるコロナワクチンの毒性から予測されるものは、早産や流産の誘発であり、また、先天性の身体的障害や知的障害への影響です。あるいは一見健常な新生児として生まれたように見えても、将来いつ起動するか分からない健康への時限爆弾を抱えた可能性もあります。目下の日本の出生率の低下にもコロナワクチンは大きく関わっているものと考えられます。mRNA製剤の接種が続く限り、少子化や人口減少もさらに加速する懸念があるのです。

（該当するブログ記事掲載2024年3月10日）

汗腺のスパイクタンパクとmRNAワクチン後皮膚疾患

汗腺（かんせん）は皮膚にある汗を分泌する腺であり、汗腺にはエクリン腺とアポクリン腺の2種類があります（図2-3）。アポクリン腺は毛穴に開口部があり、アポクリン腺から出る汗は脂質やタンパク質などを多く含んでいます。霊長類も含めてほとんどの哺乳類は基本的に全身が体毛で覆われており、アポクリン腺はその体毛に付随しています。一方、ヒトではエクリン腺は全身の皮膚に分布しています。エクリン腺の働きは汗を気化させて、体温を

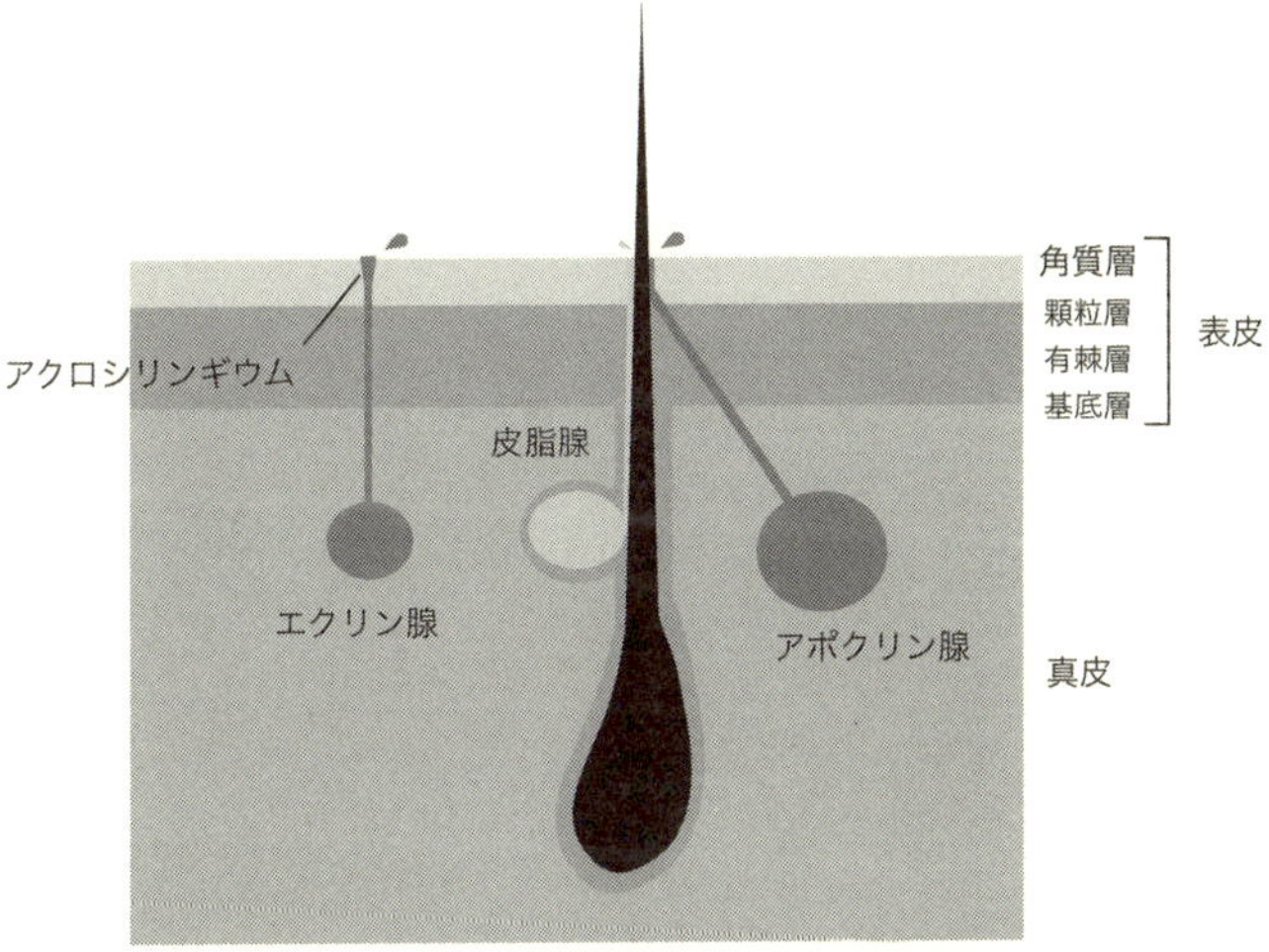

図2-3　エクリン腺とアポクリン腺

下げることです。エクリン腺が発達しているのは哺乳類の中でも人間の持つ際立った特徴です。

コロナワクチンの接種開始以降、「ｍＲＮＡワクチン後皮膚疾患（post-mRNA vaccine dermatoses（ＰＶＤ））」が多数報告されています。ＰＶＤには、注射部位の局所病変や既存の皮膚疾患の増悪、ヘルペス感染などの免疫不全状態に伴う皮膚疾患などが含まれます。論文の著者である高知大学名誉教授佐野栄紀先生のグループは以前にもＰＶＤ症例の部位からコロナワクチン由来のスパイクタンパクを検出した論文を発表しましたが、今回の研究はスパイクタンパクと皮膚疾患への関わりのみならず、いわゆるコロナワクチンにおける「シェディング」現象の機序についての示唆を含む重要なものと考えます（SARS-CoV-2 spike protein found in the acrosyringium and eccrine gland of repetitive miliaria-like lesions in a woman following mRNA vaccination　(Sano et al.（2024）J Dermatol)。

この論文中の53歳の女性は、ファイザーコロナワクチン3回目の接種後、腕や脚に無症状の小さな小水疱と四肢の赤みを帯びた丘疹を呈しました（図2-4　左、中央）。病状は15ヶ月間持続し、その間病変は次々と繰り返し出現し、一部は小さな潰瘍を生じました。最終的に自己治癒しましたが、皮膚には褐色の変色が残りました（図2-4　右）。

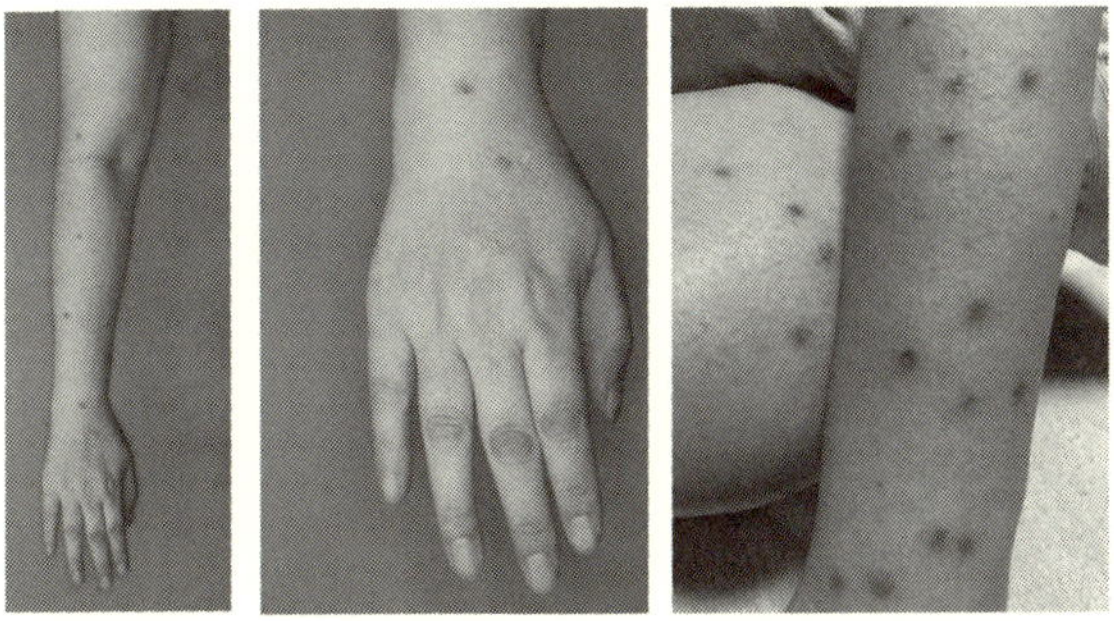

腕の小水疱　小水疱性丘疹　脚の丘疹性壊死性変色病変

図2-4　コロナワクチン接種後の汗疹

角質層におけるスパイクタンパクは、エクリン腺のマーカー（カルサイノエンブリオニック抗原（ＣＥＡ））と共存していました（図2-5）。これはスパイクタンパクがエクリン腺で発現していることを意味します。染色された細胞は一つだけではなく、実際、スパイクタンパクはエクリン腺に沿って広く分布しています（図2-6）。これは、エクリン腺の一つの細胞にコロナワクチンのｍＲＮＡが偶然取り込まれたというよりも、汗の通り道に沿ってスパイクタンパクが移動し、その途中で汗腺の細胞に取り込まれていったことを意味するのではないでしょうか。

ワクチン接種後にこの患者に発症した汗疹様皮膚疾患は、エクリン腺に発現したスパイクタンパクによるものであり、スパイクタンパクが汗腺や表皮を傷つけ、それが水疱となって現れた可能性があります。あるい

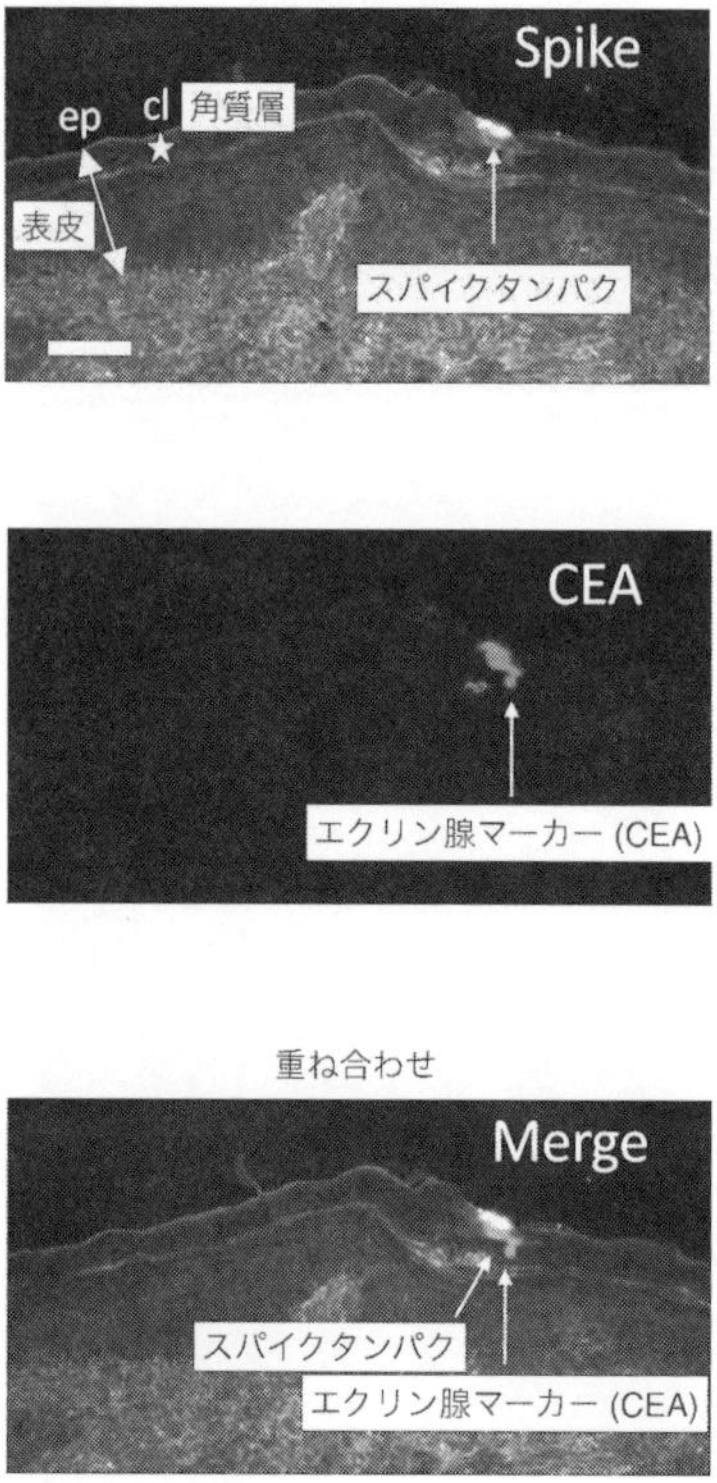

スパイクタンパクがエクリン腺マーカーと共在

図2−5　汗疹にスパイクタンパクが蓄積

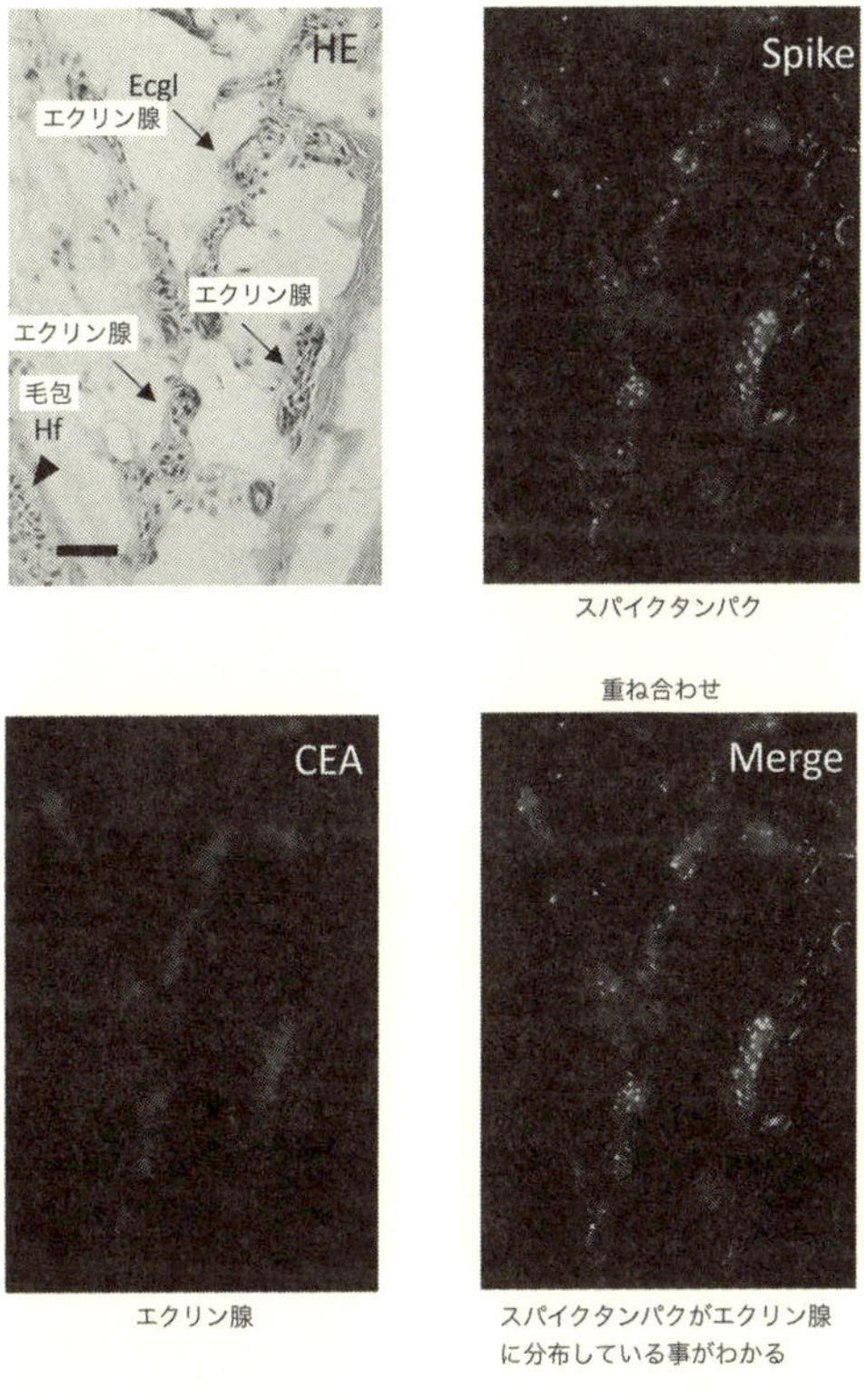

図2−6　汗腺に沿ってスパイクタンパクが分布

は原因と結果が逆で、水疱としての汗の滞留が起こったからこそ、汗腺細胞にスパイクタンパクが取り込まれやすくなり、検出できたのかもしれません。水疱を生じなければ、スパイクタンパクはそのまま体外に排出されていたのかもしれないのです。

患者は3回目接種後、皮膚症状以外にも継続的な頭痛、ブレインフォグ、疲労感、微熱も訴えていました。これはスパイクタンパクが神経系などに影響を与えた可能性がありす。さらにはスパイクタンパクは接種後1年以上もの長期に渡って患者の体内に残存していることが確認されました。これについて著者らはワクチンRNAから逆転写されたDNAか、あるいはワクチン内の汚染DNAを介してスパイク遺伝子がゲノムに取り込まれた可能性を指摘しています。

この佐野先生の研究は、エクリン腺にスパイクタンパクが局在し、しかもエクリン腺に沿って広がる場合があることを示しています。そして、免疫染色の結果は細胞から細胞へとスパイクタンパクが「伝播」したようにも見えます。これはワクチンmRNAが偶然エクリン腺の細胞の一つに取り込まれたというよりは「汗腺を利用して移動した」と考える方が自然でしょう。実際、膜タンパクもエクソソームを利用して細胞から細胞へと移動することがあります。そしてエクソソームは呼気や汗を通して体外にも排出されます。その際には「人から人へと伝播」しても不思議ではありません。患者は汗が水疱として蓄えられて症状が出たために目視され、解析されました。しかしながら、もしこのように水疱にならずに体外に汗を蒸発させていればスパイクタンパクを外部に放出していたかもしれず、むしろその方が一般的な状態である可能性すらあるのです。

これは私の考察になりますが、エクリン腺で観察されたスパイクタンパクの蓄積は「スパイクタンパクをシェディングし損なった」症例であり、その結果ワクチンシェディングの中間体を観察できたものではないでしょうか。これは、水疱を形成せずに、有害物質を排出する経路として汗を利用して、積極的にスパイクタンパクを体外に放出している人が存在するという仮説にもつながります。分解できなかった毒物を体外に排出するのは体の自然な浄化作用とも言えます。佐野先生の研究結果はコロナワクチンのシェディング現象の作用機序を考える上で重要な示唆を与えてくれます。そして一見元気に見えるワクチン接種者の周りで体調不良者が続出するメカニズムのヒントとなるでしょう。

（該当するブログ記事掲載2024年4月14日）

3章　コロナワクチンのＤＮＡ汚染

アメリカのゲノム解析研究者であるケビン・マッカーナン先生がコロナワクチンのメッセンジャーＲＮＡの品質チェックをしていた際、思いがけずコロナワクチンの中にＤＮＡが混入していることを発見しました。これは、人々が「ＲＮＡワクチンであるコロナワクチンを接種しているつもりが、知らずにＤＮＡも接種してしまっていた」ということを意味します。しかもワクチン汚染ＤＮＡの中には癌ウイルスの遺伝子配列であるＳＶ40エンハンサーも含まれていました。これはゲノムに取り込まれると細胞の癌化の原因にもなる危険な配列で、そもそも必要のない配列です。では、なぜこのような不要で危険な遺伝子配列がワクチンに使われたのでしょうか？

ワクチンのｍＲＮＡは本当に数日で分解されるのか？

コロナワクチン接種者の体内で数ヶ月以上の期間、スパイクタンパクが血中を循環することが報告されています。なぜこれほど長い間スパイクタンパクが体内に残るのか？　体内でスパイクタンパクの生産が続いているのではないか？　また、いくらシュードウリジン化ＲＮＡが安定であるとしても、何ヶ月以上も安定に存在し得るのか？　いくつもの疑問が浮かんできます。

厚生労働省は「新型コロナワクチンＱ＆Ａ」において以下のように記しています。

> ｍＲＮＡ（メッセンジャーＲＮＡ）ワクチンで注射するｍＲＮＡは、数分から数日といった時間の経過とともに分解されていきます。また、ｍＲＮＡは、人の遺伝情報（ＤＮＡ）に組みこまれるものではありません。身体の中で、人の遺伝情報（ＤＮＡ）からｍＲＮＡがつくられる仕組みがありますが、情報の流れは一方通行で、逆にｍＲＮＡからはＤＮＡはつくられません。こうしたことから、ｍＲＮＡを注射することで、その情報が長期に残ったり、精子や卵子の遺伝情報に取り込まれることはないと考えられています。
>
> (https://www.cov19-vaccine.mhlw.go.jp/qa/0008.html)

この短い文章の中にいくつもの誤りが見られます。ワクチンで作られるｍＲＮＡは、シュードウリジンのためにRNA分解経路に対して耐性であり、実際に胚中心内で少なくとも2ヶ月もの間残っていることがすでに確認されています。また、逆転写の仕組みはmRNAをDNAに変換できますし、ヒトのゲノム内にもレトロポゾン由来の逆転写酵素が存在します。

RNAコロナワクチンにDNAが混入している?

コロナウイルスのゲノムはRNAであり、RNAワクチンの遺伝情報もRNAです。ヒトのゲノムはDNAなので、ヒトゲノムにスパイクタンパクの遺伝子が取り込まれるためには、その遺伝情報がDNAである必要があります。RNAワクチンの逆転写については前著でも何度か取り上げてきました。しかしながら、コロナワクチンにスパイクタンパクDNAが含まれているのであれば、ゲノムへの取り込みにはもはや逆転写すら必要条件ではなくなるのです。

アストラゼネカ、ジョンソン&ジョンソンのコロナワクチンはアデノウイルスベクターによるDNAワクチンです。もともとアデノウイルスベクターは遺伝子治療などにも応用されていますが、ゲノムに取り込まれることが知られています。おそらくDNAワクチン接種者の中にはワクチンのＤＮＡをゲノムに取り込み、恒久的にスパイク遺伝子を発現している人がすでに存在しているでしょう。例えば、生まれつき欠損している遺伝子の機能を「補う」ために行われる遺伝子治療の場合には、その遺伝子がゲノムに取り込まれたとしても問題は限定的です。しかし、スパイクタンパクのような毒性の高い遺伝子では話は違ってきます。

ファイザー、モデルナのＲＮＡワクチンに含まれるＲＮＡは、その鋳型となるＤＮＡから転写して作られたものです。そして、転写の鋳型となったＤＮＡがＲＮＡワクチンに混入しているのではないかという疑惑が現在持たれているのです。発端は先でも触れたアメリカのゲノム解析研究者でもありメディシナルゲノミクス社のケビン・マッカーナン先生のブログ上での報告です。彼は2価コロナワクチンをディープシークエンシングした結果、ワクチンの中にプラスミドＤＮＡの混入を発見しました。

マッカーナン先生はディープシークエンサー（次世代シークエンサー）の技術を使って、コロナワクチン汚染ＤＮＡがどのような配列かを特定しました。この技術では、高速で大量に塩基配列を解読することができます。彼の専門はゲノム解析であり、自身の研究や発明を通してメディシナル・ゲノミクス社を創業しました。

RNAコロナワクチンの品質チェック

マッカーナン先生の当初の目的は、RNAコロナワクチンのRNAの品質のチェックでした。コロナワクチンはロットやバイアルによっては「不良RNA」が非常に多く、物によってはRNAの半分近くの量が不良品と言っても過言ではない状態です。RNAワクチンには細胞内免疫系を回避するために1メチルシュードウリジンが使われています。そして、ワクチン内のRNAは鋳型DNAからRNAを転写して作られています。1メチルシュードウリジンはこの転写の際にRNAに取り込まれますが、その際にエラーが起こりやすいのです（転写エラー率は4000ヌクレオチドあたり1エラー）。ファイザーやモデルナのRNAワクチンのサイズは約4000ヌクレオチドですので、つまり合成されたほとんどのワクチンRNA分子にエラーがあってもおかしくないということになります。エラー率はスパイクタンパクの品質管理において重要な情報です。そして、シュードウリジン化RNAはタンパクへの翻訳の際にフレームシフト（読み枠のずれ）を起こしやすいことも報告されています。転写と翻訳のエラー率を考えると、RNAワクチンから多様な異常スパイクタンパクが作られる可能性が否定できません。また、こうした異常スパイクタンパクの中には自己免疫疾患やプリオン病の原因となるものも含まれるかもしれません。

この実験の当初の目的はそうしたエラーを検定することだったのですが、ディープシークエンシングの過程で想定していなかったものが出てきました。ワクチンRNA合成の元となったプラスミドDNAの混入です。プラスミドとは、染色体とは独立して複製することができる染色体外DNA分子です。人工的に作られたプラスミドは遺伝子クローニングに利用できるため、生命科学や遺伝子工学の分野では広く応用されています。

トランスフェクション：細胞へのDNA導入

DNAを動物細胞内へ導入する手法はトランスフェクションと呼ばれます。細胞への導入法は様々ですが、脂質粒子（リポソーム）を用いたリポフェクションも汎用される方法です。この手法は脂質ナノ粒子によるRNAワクチンの細胞への導入と似ています。本来、もしたとえDNAが細胞内に導入されて核へ侵入したとしても、そのDNAが必ずしもゲノムに組み込まれるわけではありません。そのため、ゲノムへの組み込み率を上げる目的としてウイルスベクター（レンチウイルスベクターやレトロウイルスベクターなど）や、トランスポゾンベクターなどを用いる手段があり、また最近ではCRISPRを用いたゲノム編集もよく使われます。しかし、そうした新しい技術を用いずともDNAを細胞に導入すると、効率は低くなりますが、ゲノムに取り込まれるのです。そうした方法は古典的な技術ではあるのですが、今でも汎用されています。「トランスジェニック」とは外来遺伝子の導入を意味する専門用語です。例えば、外来遺伝子をゲノムに組み込んだマウスはトランスジェニックマウスと呼ばれます。もしコロナワクチンにＤＮＡが含まれるならば、ワクチンを接種しているだけのはずがＤＮＡを人体にトランスフェクションしてしまったことになります。つまり、このＤＮＡが人間のゲノムに組み込まれた場合、まさにトランスジェニック人間と呼ばざるを得なくなるのです。

ＤＮＡ汚染の発見

マッカーナン先生はコロナワクチンＲＮＡの配列をディープシークエンシングする手法を使いました。この技術はＲＮＡ ｓｅｑ（アール・エヌ・エー・セク）と呼ばれます。この技術では、最初にＲＮＡを逆転写してＤＮＡにしてから配列を決定します。理由は、ＲＮＡのままでは配列を決定したり、増幅したりすることが困難だからです。このように分子生物学の実験手法ではＲＮＡの塩基配列を解析したり、遺伝子を増幅したりする場合、まずはＲＮＡをＤＮＡに変換する必要があります。例えばコロナウイルス感染のＰＣＲ検査でも、コロナウイルスのRNAゲノムを逆転写してからPCR増幅をかけています。しかし、コロナウイルスの遺伝子が検出された場合、実際にはRNAから増幅されたものとDNAから増幅されたものは通常区別されません。RNA seqの実験でも、元から存在したDNAを分解していない場合、DNAも一緒に配列を決定してしまうのです。今回のDNAの混入はそうした過程で見つかりました。

EMA（欧州医薬品庁）は、1㎎RNA当たりの二重鎖DNA汚染の限界を330㎍未満に設定しています。これは、mRNA3030分子あたりおよそ一つの割合になります。しかしながら、この設定がどのように決められたのかは不明です。そもそも「どの量以下のDNAならゲノムに取り込まれない」などの基準は存在しないからです。

RNA seqの結果から見積もられたDNAの混入量はRNA量の1／3000でした。しかし、これはもともとはRNAの配列を決めるための実験ですので、基本的にはDNAの検出に最適な条件でなされたものではありませんでした。そのため、マッカーナン先生はDNAに焦点を当て、3種類の手法で汚染DNAの定量を試みました。間接的な定量法であるＰＣＲと直接的な手法であるＱｕｂｉｔ蛍光光度計やデジタル電気泳動です。コロナ検査で普及した定量ＰＣＲ（ｑＰＣＲ）はＤＮＡおよびｃＤＮＡをＰＣＲ増幅し、ＰＣＲ増幅に必要なサイクル数を測定することで、増幅前のＤＮＡ量を間接的に測ることができます。しかし、増幅の程度は「どれくらい増えやすいか」に依存するため、ＤＮＡ自体の損傷やＰＣＲ阻害物に大きく影響されることになります。そして、コロナワクチンに混入しているＤＮＡはまさにＤＮａｓｅ Ｉによって損傷を受けているＤＮＡです。例えば、増幅すべきＤＮＡ断片が切断されていればＰＣＲで増幅できず、ｑＰＣＲでは検出できません。ＰＣＲの手法ではどうしても汚染ＤＮＡを過小評価してしまうのです。また、ＰＣＲは遺伝子配列特異的な検出法ですので、想定外の配列を持つＤＮＡは検出できません。

ＤＮＡに選択的に結合する蛍光試薬を用いてＤＮＡを直接測定する手法の代表的なものの一つがＱｕｂｉｔ蛍光光度計です。そして、ＤＮＡやＲＮＡを特異的に染色する蛍光色素を使用してＤＮＡやＲＮＡの断片長を解析できるのがデジタル電気泳動です。それぞれの測定法から測定原理に従った数値を得られるのですが、ＤＮＡ量の測定といった古典的な実験であっても簡単ではありません。もっとも過小評価しやすいＰＣＲでも汚染ＤＮＡはＥＭＡの基準値を越え、Ｑｕｂｉｔやデジタル電気泳動での測定では基準値を百倍以上超過する場合もありました。

ＤＮＡは食べ物や他のワクチンにも入っているのでは？

ＤＮＡ汚染問題を語る際に、「そもそもＤＮＡは食べ物や今までの他のワクチンにも入っているので、心配する必要は無い。」などという意見を述べる人がいます。たしかに食べ物や他のワクチンにもＤＮＡは入っています。しかしながら、コロナワクチンの汚染ＤＮＡは全く別の機序を持つのです。

食べ物に含まれるＤＮＡは胃や腸といった消化管で分解されてから体に吸収されます。また、昔からある不活化ワクチンに含まれるＤＮＡはまず免疫系の細胞に取り込まれます。こういった細胞は細胞内の分解活性が高く、取り込まれたＤＮＡは細胞内でバラバラにされます。

一方、コロナワクチン中の汚染ＤＮＡはどうでしょうか？　コロナワクチンは細胞に融合しやすい物質であるＬＮＰに包まれているため、汚染ＤＮＡは様々な細胞に取り込まれます。また、汚染ＤＮＡはシュードウリジン化したＲＮＡと強く結合しているので、細胞内でも簡単には壊されないでしょう。さらにファイザーワクチンには何故か必要のない癌ウイルス由来の配列であるＳＶ40エンハンサーが入っていることが判明しました。このＳＶ40エンハンサーはワクチンの内容物として申請されていたものには含まれておらず、つまり本来あってはならないはずのものなのです。そしてこのＳＶ40エンハンサーがＤＮＡを細胞の核へ移動させ、ゲノムへの取り込みを促進する恐れがあるのです。

また一般論として、たとえ口から食べて良いものであったとしてもそれを血管に直接注射して安全なわけではありません。ましてや、どのような細胞にでも取り込まれ得る遺伝子導入のような方法を他の方法と簡単に比べてはいけないのです。

相次ぐコロナワクチンへのＤＮＡ汚染の追試実験

海外からコロナワクチンのＤＮＡ汚染の追試が相次いでいます。アメリカのシン・ハン・リー博士は汚染ＤＮＡの塩基配列を解析しました。リー博士は以前ガーダシル（ＨＰＶワクチン、子宮頸癌ワクチン）へのＤＮＡ汚染を発見したことでも知られています。また、サウスカロライナ大学の教授であるフィリップ・バックホルト博士もＤＮＡ汚染をディープシークエンサーで解析して報告しました。バックホルト博士は、DNAの断片が大量に混入したワクチンを接種するということは「ゲノムに対してDNAの散弾銃を撃つようなもの」と例えています。さらには、ドイツのユルゲン・キルヒナー博士は、汚染DNAの混入量は基準値の83〜354倍に及ぶと報告しました。そしてカナダのデヴィッド・スペイチャー博士は汚染DNA量とワクチンの有害事象が関係していると発表しています。

混入したDNAの量については、規制当局が決めた基準値以内ならば大丈夫というわけでは決してありません。そもそもコロナワクチンの長期の安全性のデータ自体がまだ存在しないために、基準値自体が長期の安全性を保証するわけではないのです。それでも、その基準値を越えるDNA汚染は、コロナワクチンが製品として不適格であることの強い証明となりますので、コロナワクチンを止めるための最も近道の手段となり得ます。

日本のコロナワクチンもDNAで汚染されていた

DNA汚染は海外のコロナワクチンだけの話ではありません。日本のコロナワクチンにも共通した問題なのです。マッカーナン先生は日本から匿名で送られた5ロット（7バイアル）のコロナワクチンの汚染ＤＮＡも解析しています。この中にはモデルナのスパイクバックス筋注、第一三共のダイチロナ筋注、ファイザーのＸＢＢ対応コミナティＲＴＵ筋注も含まれています。

結果、汚染ＤＮＡは、使用期限が過ぎていない現行の日本のコロナワクチンバイアルからも検出されました。ＸＢＢ対応ワクチンや第一三共のワクチンなどのコロナｍＲＮＡワクチンも高度にＤＮＡ汚染されているということです。ワクチンのＤＮＡ汚染問題が最初に報告されてから1年余り経っても、製薬メーカーはこの問題を克服できていません。つまり、ＤＮＡ汚染はシュードウリジン化ｍＲＮＡにとって不可避の根本的な技術的欠陥なのです。

（該当するブログ記事掲載２０２３年4月4日、11月16日）

４章　人類への大規模遺伝子導入実験としてのコロナワクチンとＬＮＰ／ｍＲＮＡ製剤

遺伝子とゲノム

遺伝子とはつまり「遺伝を司る因子」です。Genome（ゲノム）はgene（遺伝子）と-ome（総体）を組み合わせて作られた単語で、１９２０年にドイツのハンブルク大学の植物学者ハンス・ヴィンクラーにより名付けられました。ゲノムを直訳すると「遺伝子の総体」です。古典遺伝学では、ゲノムは「ある生物をその生物たらしめるのに必須な遺伝情報」として定義されています。

一卵性双生児が瓜二つなのは、同じ遺伝情報を持っているからです。人間の性質は遺伝子だけではなく環境や学習のような後天的な要因にも影響されますが、遺伝上の個性はゲノムの遺伝的多様性によるものです。そして、ヒトの間だけではなく、生物種間の違いもゲノムの違いによるものです。例えば、ヒトとチンパンジーのゲノムの違いはわずか１・２％程ですが、ヒトを含む哺乳類、動物、植物から細菌に至るまで遺伝情報はＤＮＡ上の塩基配列として規定されます。塩基配列の違いが個体差から種の違いにまで関係し、そして、遺伝子は親から子へと受け継がれていきます。生物学において、人が人たる所以はDNAの塩基配列にコードされる遺伝情報のプログラムによるものです。

DNA汚染とコロナワクチン薬害

DNAを構成するのはアデニン（A）とシトシン（C）、グアニン（G）、チミン（T）とであり、RNAではチミン（T）の代わりにウラシル（U）が使われています。そして、ファイザーやモデルナのコロナワクチンではこのウラシルが1-メチルシュードウリジン化されています。DNAの二本鎖の間の結合は相補的な塩基対（AとT、GとC）の水素結合によるものですが、AとTの間の水素結合は2つ、GとCの間の水素結合は3つであるため、GC率が高くなると、二本鎖の間の結合がより強くなります。DNA/RNAのハイブリッドではAとUが結合しますが、GC率が高くなると、DNA/RNA間の結合がより強くなるのも同様です。ファイザー、モデルナのmRNAコロナワクチンでは、翻訳効率を上昇させるためにスパイク遺伝子のGC率を極端に高くしており、このGC率の高さ自体も様々な副作用を生じさせます。GC率の高いDNAやRNAは局所で二本鎖がもつれて絡まる二次構造を作りやすくさせますが、その顕著な例がG（グアニン）四重鎖構造です。このＧ四重鎖構造もプリオン病との関連が示唆されています。

シュードウリジン化ＲＮＡは相補的なＤＮＡと強く結合する性質を持つのですが、極端に高いＧＣ率は相補鎖との結合をさらに強固なものとします。こうしてＤＮＡがシュードウリジン化ＲＮＡによって守られるためにＤＮａｓｅ Ｉによる分解に対して耐性となり、その結果コロナワクチン内に残存するのではないかと考えられます。ファイザーのコロナワクチンｍＲＮＡの相補鎖には極端に長いタンパク読み枠（オープンリーディングフレーム、ＯＲＦ）が存在しますが、実は他にも比較的長いＯＲＦが見つかっています。これも高いＧＣ率の副作用であり、コドン表からも推測することができます。タンパクの翻訳の終点となる終始コドン（ＵＡＡ、ＵＡＧ、ＵＧＡ）はいずれもＵかＡを含みます。極端にＧＣ率を高くすると終始コドンの出現率が下がります。その結果、コロナワクチンＤＮＡがゲノムに挿入され、異なったＯＲＦに由来する融合タンパクができると、予測不可能な副作用を生ずる恐れがあります。

コロナワクチンの後遺症が多岐に及ぶ理由の一つはｍＲＮＡワクチンが免疫系に強く干渉することです。そして免疫系の破綻は自己免疫疾患、臓器破壊、様々な感染症、癌につながります。またもう一つの理由は、スパイクタンパク自体の毒性の多様性です。ＤＮＡ

の小断片が細胞の核に到達した場合、ゲノムに取り込まれる可能性があります。ゲノムを損傷し、ランダムに変異を生じる物理作用を持つものの例としては他にも放射線が挙げられますが、DNA挿入による変異は放射線による変異とは異なる点があります。それは、コロナワクチンのスパイク遺伝子が人為的に加工された遺伝子であり、さらにはその元となった新型コロナウイルスが人工ウイルスと考えられることです。例えばプリオンモチーフの一部が多量に細胞内で発現されても問題を生ずるでしょう。実際、コロナワクチン接種後の新型の加速型プリオン病の原因もまだ分かっていないのです。コロナ騒動の背景には悪意があり、「デザインされた小さな害の集合体からなる遺伝子」がmRNAコロナワクチンの正体です。そうしたデザインされた害の一部をゲノムに取り込んだ場合と放射線によるランダムな変異を単純に比較はできません。

汚染DNAによるヒトゲノム改変

遺伝子上の変異のほとんどは機能喪失型の変異です。ただし、その影響が直ちに現れるとは限りません。性染色体上の遺伝子を除き、ヒトはそれぞれの遺伝子を2コピーずつ持っています。父親由来の遺伝子を一つ、母親由来の遺伝子を一つです。1コピーが正常であれば、もう片方の遺伝子に異常があっても生まれる子供の表現形としては正常となります。こうした変異が劣性変異です。劣性形質の変異遺伝子を一つだけもつ人は、遺伝病のキャリアとなりますが表現形としては正常です。そして変異遺伝子が子孫に伝わり、いつかのタイミングで遺伝病のキャリアである子孫同士が配偶者となって子供を残すと遺伝病を発症します。つまり、劣性変異は最初の数世代ではほとんど発現せず、世代を経てようやく顕在化するようになるのです。このような現象が多数の遺伝子で平行に起こると仮定すると、何世代か後の子孫は多様な遺伝病に見舞われることとなります。

劣性変異同士が出会う確率はいくつもの要素に左右されます。例えば、外界から断絶された孤島や、何らかの要因で外部から閉ざされた狭い地域やコミュニティーなど、小さな集団内での婚姻の頻度が高い場合にはキャリア同士が出会う確率も上がります。集団の規模が小さいほど、遺伝的ドリフトのために変異がランダムに定着する確率が上昇します。また、不利な変異が必ずしも競争に負けるわけではありません。人間がパートナーを選ぶ際には、善し悪しは別として、外見、性格、社会的地位、報酬などの様々な要素が関与します。例えば綺麗で性格の優しい女性なら、不利な変異を持っていても結婚したい男性はたくさんいるでしょう。不利な変異を持つ遊び人の男性がたくさんの女性と関係し子供を残すかもしれません。また、子供が不利な変異を持っていたとしても親ならそれを隠して結婚してほしいと思うかもしれません。そういった様々な要素から、一つの遺伝子に不利な変異が起こったとしてもその変異が集団から排除される自然選択が必ずしも働くわけではありません。誰もが皆人間であり、それぞれの人生を生きているのです。日本人の多くが持つＡＬＤＨ２の変異（下戸遺伝子）ももともと一人の人間由来と考えられます。このように、たった一人に起こった遺伝子変異であっても最終的には一人の問題では済まなくなるのです。「トランスジェニック人間」は言葉遊びの話ではありません。現実問題として人類に対して大規模な遺伝子導入の人体実験が行われたのであり、しかもこれからも拡大しようとしています。

ヒトの世代交代には時間がかかる

マウスが実験動物として使われる理由はいくつもあります。遺伝的にほぼ均一な純系が存在する、個体サイズが小さく飼育のコストが低い、世代交代の時間が比較的短く寿命も短い、ゲノム解析が進んでおり遺伝学の実験に使う素材が揃っている、などの点です。しかし、これらの実験動物としてのマウスの利点の多くはヒトとの違いも象徴しています。

また、人間と動物の決定的な違いに「言葉を話す」という点があります。例えば人間が未知の病気に罹患した場合、患者は医師に症状や時期、痛みや関係する事象を具体的に自分で説明することができます。病気を発見してきたのは科学者や医師のみならず、患者自身のおかげでもあるのです。実際に多くの病気はそうして発見されてきました。さらに言うと、マウスの寿命は約3年であるように、代表的な実験動物のほとんどは寿命が長くありません。しかも多くの場合、寿命半ばの時点で実験のために解剖されますので、その寿命が尽きるまで病状が観察されるわけでもありません。そういったことを踏まえても、長期の副作用を実験動物の結果のみから解析するのは容易ではないのです。既知の病気を再現し、その作用機序を解明する目的には実験動物は向いています。しかし、未知の病気を実験動物から発見することは決して簡単では無いのです。つまり、コロナワクチンのような新規の技術からなる薬剤の未知の後遺症は実験動物だけから全て判定できるわけではないということです。

例えば5世代後に顕在化してくる現象があるとします。人間の世代交代の時間は20～40年くらいでしょうか。すなわち5世代を経るのに100～200年かかることになります。他の実験動物における時間も考えてみましょう。分子生物学の実験モデルで最も汎用されてきたものの一つが大腸菌です。大腸菌が分裂にかかる時間は20分ですので5世代を経るためにかかる時間は1時間40分。ショウジョウバエの世代時間は10～14日ですので5世代を経るためには50～70日。マウスの世代時間は8～12週間ですので5世代は9～14ヶ月。世代を重ねるのは生物種によってはあっという間ですが、「人間の」世代を越えての遺伝子型の影響を見るには非常に長い時間がかかるのです。

汚染DNAのゲノム組み込みの判定法

コロナワクチンを汚染しているDNAのゲノムへの組み込みを証明するには、まずは最初の実験例が必要となります。昔に比べゲノム解析は普及してきましたが、ヒトゲノム解析はまだまだコストの高い実験です。小さなDNA断片がゲノムに挿入した場合に真っ先に予測できる副作用は癌です。しかし、癌の原因となる作用機序は多様であり、ワクチン接種者の癌細胞に必ず新規のDNA断片が挿入されているわけでもありません。そのため最初に取り掛かるべきなのは、例えばコロナワクチン接種の1～2年後でもスパイクタンパクを発現している組織の解析です。実際には血液サンプルが最も採取が容易ですが、皮膚や臓器も重要なサンプルとなります。最初のステップに適切な手法はPCRでしょう。

採取されたサンプルのスパイク遺伝子の由来がコロナウイルスなのかコロナワクチンなのか、ワクチンならばどのワクチンメーカーのワクチンなのか、遺伝子はRNAなのかDNAなのかなど、PCRで解析可能な範囲も多岐にわたります。そして被験者がコロナワクチン由来のスパイク遺伝子のDNAを持つと判明した場合にはディープシークエンシング解析をするのが妥当です。ディープシークエンシング解析をすれば、ゲノムに組み込まれているかどうか、ゲノムのどの位置か、組み込みは1箇所か複数箇所かまで判明します。

実際のところ、汚染DNAが生殖細胞のゲノムに組み込まれたかどうかは、次の世代にならないと分かりません。つまり、DNA汚染の問題がトランスジェニックの問題として深刻になるのは次世代からなのです。ゲノムにDNAが組み込まれた生殖細胞から新生児が生まれた場合、全細胞がすでにトランスジェニック状態になっています。また、小さなDNA断片がゲノムに挿入された場合、遺伝病のキャリアとなる可能性があります。しかしその場合も病状を発症するような表現形としては現れず、集団の中に埋もれて潜伏することになりますので、その因子を持った人間は簡単には見つからないでしょう。新生児の時点で病状を持つような極端な例としては、スパイク遺伝子をゲノムに組み込み、全ての細胞がスパイクタンパクを発現するようなケースです。生まれた子供に罪はありませんが、そうした子供がもしも発見された場合、ではその子供の人権は一体どうなるのか、その子供をどう扱うべきなのか。これはまだ本当に誰も知らない問題なのです。そしてもしそうしたケースが明らかになった場合、社会においてどのような事態が起き得るのか。例えば、場合によっては国民全員にゲノムシークエンシングが義務付けられ、一人一人の遺伝情報を国家が管理し、婚姻相手の選択まで国家が介入するような超管理社会すらも起こり得るでしょう。そうした未来を想像すれば分かるような愚かな実験がまさに現在進行形で行われており、しかもこれからもさらに拡大しようとしています。今、LNP／mRNA製剤に対する流れを何としてでも変えなければいけないのです。

DNA汚染はコロナワクチン接種を止めるための切り札になる

EMAの基準値を越えるDNA汚染の証明はコロナワクチン接種を止めるための最も近道の手段となり得ます。しかしながら、基準値以内ならば良いというわけではありません。コロナワクチンの長期の安全性のデータがまだ存在しないために、その基準値が長期の安全性を担保するわけではないからです。また、そもそもその基準値に正当性はあるのでしょうか？　DNA汚染はmRNAワクチンの根本的欠陥を示しているため、DNA汚染の証明は今後のＬＮＰ／ｍＲＮＡ製剤の研究、開発、事業化に対する強力な抑止力ともなります。そのため、ＬＮＰ／ｍＲＮＡ製剤を推進したい立場の人々がＤＮＡ汚染問題を周知させることに反発したり、妨害する動きを見せるのも当然の流れでしょう。

ｍＲＮＡワクチンへのＤＮＡ混入の問題をたどっていくと、最終的に次世代ＬＮＰ／ｍＲＮＡ製剤の利権とつながっていきます。そして、これからは膨大な種類の次世代ＬＮＰ／ｍＲＮＡ製剤が控えています。また、いわゆるワクチンシェディングが起こると、ワクチンを他者に感染させる懸念すらも出てきます。ｍＲＮＡ製剤へのＤＮＡ混入が危険な最たる理由は、ゲノムに干渉し、ゲノムを改変する可能性があることです。それはワクチン後遺症の中でも最も遅効性であり、半永久的な副作用です。そして、ヒトのヒトたる所以にすら干渉するものです。現状で見えているコロナワクチンの薬害を1とすれば、今後露呈してくるコロナワクチンの薬害はその10倍、そしてレプリコンワクチンを含む次世代ＬＮＰ／ｍＲＮＡ製剤の薬害は１００〜１０００倍に及ぶのではないかと私は見積もっています。

ＬＮＰ／ｍＲＮＡ製剤の一般への大規模投与の試みとしてはコロナワクチンは始まりに過ぎません。しかしコロナワクチンが「終わりの始まり」であってはならず、コロナワクチンを終わらせ、コロナワクチンで終わらせないといけないのです。

（該当するブログ記事掲載２０２３年9月10日）

5章　次世代ＬＮＰ／ｍＲＮＡ製剤と癌

癌の生物学

ファイザーやモデルナのコロナワクチンはＬＮＰ／ｍＲＮＡ製剤ですが、今後ＬＮＰ／ｍＲＮＡ製剤は、様々な感染症へのワクチンはもとより癌ワクチン、そして癌治療など多方面に応用されようとしています。この章ではそのＬＮＰ／ｍＲＮＡ製剤全般について触れます。そしてＬＮＰ／ｍＲＮＡ製剤による癌の予防や治療を理解するためには、どうしても癌の生物学の基礎知識が必要となりますので、まずは癌細胞発生の機序や現状の癌治療法とその限界について、それから癌に対する次世代ＬＮＰ／ｍＲＮＡ製剤についてお話ししていこうと思います。

癌遺伝子と癌原遺伝子

基本的に人間の癌は感染症ではありませんが、実はニワトリやネコやマウスなどの多くの動物では癌はウイルスによる感染症なのです。では、どうして癌が感染するのでしょうか？　最初の癌ウイルスは１９１１年にペイトン・ラウスによってニワトリから発見されました。このラウス肉腫ウイルスはニワトリに癌（肉腫）を発生させるウイルスですが、後の研究でこのウイルスは細胞を癌化させる遺伝子を持っていることが分かりました。この遺伝子が世界で初めて発見された癌遺伝子のｓｒｃです。

そしてその後、動物もヒトも共通して癌遺伝子と非常に相同性の高い遺伝子を持っていることが分かってきました。癌遺伝子は英語では oncogene ですが、動物やヒトが持っている癌遺伝子に似た遺伝子は癌原遺伝子（proto-oncogene）と呼ばれます。では、なぜ癌でもない正常細胞が「癌遺伝子のような遺伝子」を持っているのでしょうか？　実は、癌原遺伝子は正常な細胞の増殖に必要なのです。こうした癌原遺伝子にはたくさんの種類があります。細胞増殖因子やその受容体チロシンキナーゼ、ｓｒｃのような非受容体型チロシンキナーゼ、ｒａｓのような低分子量Ｇタンパク質、その下流にあるセリン・スレオニンキナーゼといったシグナル伝達因子の他、さらに下流で機能するｍｙｃやｅｔｓのような転写因子などです。

癌遺伝子と癌抑制遺伝子

正常な細胞ではその増殖が精密に制御されています。癌の引き金は細胞の増殖制御機構の破綻であり、その原因は癌原遺伝子や癌抑制遺伝子の変異です。癌原遺伝子は本来、細胞の増殖や分裂を制御する遺伝子群です。それに対し癌抑制遺伝子の多くは、DNA修復、細胞周期、アポトーシスなどに関わっています。アポトーシスとは自爆プログラムによる「細胞の自死」です。癌原遺伝子と癌抑制遺伝子はどちらも状況に応じて細胞増殖を精密に制御するのに重要です。癌原遺伝子が変異により「暴走」状態になり、癌抑制遺伝子が変異により機能を喪失すると、細胞の増殖を止められなくなります。それが癌という病気の本質であり、癌は遺伝子の病気なのです。

癌ウイルスの持つ癌遺伝子は変異によってすでに暴走型になったものです。癌ウイルスは感染した細胞を急速に増殖させることで、ウイルス自身の増殖をさらに有利にします。癌ウイルスは利己的な寄生遺伝因子です。癌ウイルスは進化の過程で宿主ゲノムから「暴走型癌遺伝子」を「盗んで」いたのです。

免疫系と病原体は軍拡競争による共進化の関係にあります。ウイルスなどの病原体は進化し、そして免疫系も進化します。軍拡競争のために免疫系の進化ははやく、特にB細胞免疫系はヒトと他の動物との違いが大きいです。ちなみに、ヒトはレトロウイルスによる癌感染症をほぼ克服した稀有な動物です。

癌発生の機序と特徴

癌の発生は多段階プロセスを踏みます。癌の始まりは正常細胞のゲノムに生じた遺伝子変異です。変異はＤＮＡ複製時のエラーによって起こることもあれば、発癌物質への暴露などの外的要因によって誘発されることもあります。また、遺伝子変異により増殖機構が破綻すれば、急速に増殖する細胞が生まれます。増殖はホルモンや慢性炎症など様々な要因によっても促進されます。癌細胞はＤＮＡ修復や染色体安定維持に関わる遺伝子が損傷していることが多く、ゲノムが不安定です。そのため、時間の経過とともにさらに遺伝子変異が蓄積し、癌抑制遺伝子を失う機会も増えていきます。その結果、細胞は正常な増殖制御が不可能となり、周辺の組織に浸潤したり、転移して広がるようになります。そして、新しい血管の形成を促進するようになり（血管新生）、自身への栄養と酸素の安定供給を確保しようとします。また、癌細胞によっては免疫システムを回避するメカニズムを発達させ、免疫細胞による破壊を回避します。

抗癌剤の機序と問題点

増殖のはやさは癌細胞の特徴でもあるのですが、抗癌剤の多くは急速に増殖する細胞を殺傷するように設計されています。例えば、タキサン系薬剤（パクリタキセルなど）やビンカアルカロイド系薬剤（ビンクリスチンなど）は細胞分裂に必須の有糸分裂紡錘体の形成と機能を阻害します。また、フルオロウラシルなどはＤＮＡ合成阻害剤であり、ＤＮＡの複製を阻害することにより細胞を殺傷します。問題は、抗癌剤が癌細胞のみを狙って殺すわけではなく、その攻撃対象には増殖速度のはやい正常細胞も含まれてしまうことです。また、抗癌剤によっては、リンパ球やその他の免疫細胞をも殺傷し、リンパ球の数を減少させます。それにより免疫抑制が起こり、治療中や治療後の感染症や癌悪性化のリスクを高めます。

標的臓器	検査の種類	成人における有効量	自然放射線の等価時間
頭部CT	単一シリーズ	2 mSv	8ヶ月
	造影剤あり + なし	4 mSv	16ヶ月
胸部	胸部CT	7 mSv	2年
	胸部CT、肺癌スクリーニングプロトコル	1.5 mSv	6ヶ月
	胸部X線	0.1 mSv	10日
心臓	冠動脈CT血管造影	12 mSv	4年
	冠動脈CTカルシウムスキャン	3 mSv	1年
腹部	腹部および骨盤CT	10 mSv	3年
	腹部および骨盤のCT、低線量プロトコル	3 mSv[17]	1年
	腹部および骨盤のCT、造影剤あり + なし	20 mSv	7年
	CTコロノグラフィー	6 mSv	2年
	静脈性腎盂造影	3 mSv	1年
	上部消化管造影	6 mSv	2年
	下部消化管造影	8 mSv	3年
脊椎	脊椎X線	1.5 mSv	6ヶ月
	脊椎のCT	6 mSv	2年
四肢	四肢X線	0.001 mSv	3時間
下肢CT血管造影		0.3 - 1.6 mSv	5週間 - 6ヶ月
歯科用X線		0.005 mSv	1日
DEXA (骨密度)		0.001 mSv	3時間
PET-CTの併用		25 mSv	8年
マンモグラフィー		0.4 mSv	7週間

図５－１　医療用画像診断の種類別有効線量
（https://en.wikipedia.org/wiki/Effective_dose_(radiation)）

癌の診断と問題点

癌の診断に使われるX線やCTスキャン、そして放射線療法も電離放射線を使用します（図5−1）。それぞれ線量は大きく異なるのですが電離放射線は概してDNA損傷を引き起こし、細胞のDNAを損傷します。化学療法薬として使われるDNA合成阻害剤はDNAの変異源でもあり、癌の発生や悪性化の原因となります。本来、理想的な癌の治療法とは、「癌細胞のみを特異的に攻撃して正常細胞を攻撃せず、新たに癌細胞を発生させたり癌を悪性化させない治療法」です。しかし現実には、現在行われている癌治療の多くは、それ自体が遺伝子の変異の原因となり、また治療の副作用としての免疫抑制が新しい癌細胞の発生や既存の癌細胞の悪性化にもつながることもあるものです。さらにはX線やCTスキャンによる放射線への曝露もゲノム変異源となりますので、頻繁な癌診断も癌の遠因となるでしょう。

癌はどのように免疫系を回避するのか？

癌細胞が免疫システムによる検出や攻撃を回避するために発現するのが免疫チェックポイントタンパクです。免疫チェックポイントの働きは「私を殺さないで！」という信号を免疫細胞に伝えることです。これは例えるならば、癌細胞が正常細胞のように「擬装」する仕組みですが、その擬装を見破って無効化するのが癌免疫療法です。最もよく知られた免疫チェックポイントタンパクは、PD－1とCTLA－4です。癌免疫療法に使われる免疫チェックポイント阻害薬の作用機序は、これらの免疫チェックポイントタンパクを阻害することです。免疫チェックポイント阻害薬を使うと免疫系の「ブレーキ」が解除され、癌細胞は再び免疫系にとっての攻撃対象と認識されます。

癌免疫療法の問題点

自己・非自己を識別するためのT細胞の選択は胸腺で行われますが、自己反応性のT細胞がそこで全て除かれるわけではありません。「私を殺さないで！」の信号を発することで免疫系の攻撃を回避している正常細胞も存在します。免疫チェックポイント阻害薬の問題点として、免疫系が「あえて攻撃しない」ように保護している正常で健康な細胞までもが免疫系の攻撃対象となってしまうことが挙げられます。このように、免疫チェックポイント阻害剤は、その副作用として免疫寛容に影響を与えます。寛容が破綻すると免疫系が誤って自分自身の細胞や組織を攻撃する自己免疫反応を引き起こし、様々な臓器や組織で全身性の炎症を引き起こします。癌免疫療法による治療法と言っても攻撃対象が癌細胞だけとは限らないのです。また、免疫チェックポイント阻害薬は免疫チェックポイントタンパクを発現しない癌には効果がありません。

癌を排除する自然免疫（ＮＫ細胞）

健康な人の体内でも日々新たな癌の元となる細胞は発生しますが、そうした細胞は人体に備わる免疫系によってその都度排除されています。つまり、免疫の働きを抑制する「治療法」は癌の発生や悪性化を促します。癌細胞を攻撃する免疫系には自然免疫と獲得免疫がありますが、自然免疫系の重要な役を担うのがナチュラルキラー（ＮＫ）細胞です。ＮＫ細胞は癌細胞を含む異常細胞を認識して排除します。正常細胞は自己抗原の発現によってＮＫ細胞の破壊の対象から免れます。対照的に、癌細胞や感染細胞はこれらの自己抗原のレベルが変化や減少していることが多く、ＮＫ細胞に認識されやすくなっています。ＮＫ細胞は一つのマーカーのみで癌を認識するものではありませんが、そもそも一つのマーカーで癌を特定することは困難です。そして、ＮＫ細胞の優秀さは「なんとなく自己細胞っぽくない」細胞を認識して見分けられる点であり、この機能により体内の癌細胞の排除の重要な役割を担っています。この仕組みは分子標的治療薬とは対照的です。

癌を排除する獲得免疫

獲得免疫の特徴は自己・非自己の識別です。例えばウイルスなどの感染体を構成するタンパクは基本的に「非自己」であり、免疫系にとってはそれらを「外敵」と認識することは難しくありません。一方、癌細胞は「自己細胞」が変化したものであり、癌細胞を構成するタンパクは自己タンパクですので、獲得免疫は通常は癌細胞を「身内」と判断して攻撃しません。また、癌の特徴の一つにはゲノム不安定性があります。例えば、ミスマッチ修復遺伝子を欠損した癌細胞は大腸癌などでよく見られますが、そうした癌細胞ではゲノム全体に変異が蓄積し、細胞表面に発現するタンパクのアミノ酸配列が変化したりします。そして獲得免疫はそのような変異タンパクを非自己と認識して排除します。

癌細胞はマーカー（目印）で識別できるか？

癌細胞にどのような変異が起きるかはランダムな上、遺伝子も変わり続けるために、たとえ特定のタンパクを狙う治療法を作ったとしても遺伝子の変異により回避されてしまいます。癌細胞を直接の標的とする場合、理想的な標的とすべきものは、「多くの癌に共通して発現するが正常細胞には存在しない」というような腫瘍特異的抗原です。しかし現在に至るまでそうしたものは見つかっていません。実際のところ、癌細胞だけに共通して存在するマーカーなど無いのです。また、腫瘍マーカーと呼ばれているものは、実際には癌細胞に高発現する腫瘍関連抗原ですが、そうした抗原は必ずしも癌細胞だけに存在するわけではありません。つまり、共通した単一のマーカーで癌を規定することはそもそも不可能なのです。

繰り返しますが、癌細胞を特定の細胞表面マーカーだけで確定することは事実上不可能です。また、たとえ癌細胞だけが持つようなマーカーが存在したとしても、癌細胞の特徴であるゲノム不安定性によりマーカーを喪失した癌細胞が派生します。そのため、マーカーを標的にした毒素を癌細胞に対して用いても、結局はマーカーを失った癌細胞が生存競争に打ち勝ちます。現行の癌の治療法では、癌細胞を特異的に排除することはできません。また治療のみならず、診断ですら癌の発生や悪性化の原因となり得るのです。

（該当するブログ記事掲載２０２３年10月14日）

ＬＮＰ／ｍＲＮＡ製剤による癌の予防や治療は可能か？

コロナワクチンに使用されているＬＮＰ／ｍＲＮＡ製剤は事実上「遺伝子治療薬」です。細胞外でｍＲＮＡを保護し、細胞内にｍＲＮＡを導入するために使われる素材が脂質ナノ粒子（ＬＮＰ）です。では、ＬＮＰ／ｍＲＮＡ製剤が現行の癌治療法の欠点を克服し、癌の根治療法となると期待できるのでしょうか？

動物実験モデルとしてのマウス

腫瘍学ではよく知られていますが、マウスモデルと人間との間には大きな「ギャップ」があります。例えば、実験動物としてよく使われるマウスはＬＮＰに対して耐性であり、実にヒトの耐容量の１０００倍もの量のＬＮＰにも耐えます。そのため、マウスを使った実験ではＬＮＰの毒性を大幅に過小評価する可能性を考慮する必要があります。

「癌ワクチン」で癌を予防できるか？

そもそもワクチンでの癌の「予防」は可能なものなのでしょうか？　一般論として、癌mＲＮＡワクチンに使われる「癌抗原」は特定の癌細胞に比較的多く発現するマーカー分子です。癌抗原の問題は、自己抗原であること、癌細胞に発現すると言っても癌細胞特異的ではないこと、癌細胞のゲノム不安定性により発現を失う細胞が容易に生まれることです。癌抗原が様々な癌に共通して発現するタンパクではないことからもワクチンは一種類では済まず、結果的には多種類のワクチン接種を要求されることになります。そして、作られる抗体は癌細胞のみならず、抗原を発現する正常細胞も攻撃するでしょう。

また他の応用例として、免疫チェックポイントタンパクをワクチンとして用いた場合、免疫チェックポイントが免疫系の攻撃対象となって破壊されます。予測される攻撃対象はやはり癌細胞のみならず、末梢で寛容が成立している正常細胞も含まれます。免疫系の攻撃が暴走すれば、多臓器における炎症が全身を破壊するような事態が起き得るのです。

ＬＮＰ／ｍＲＮＡで癌を治療できるか？

ではＬＮＰ／ｍＲＮＡ製剤を「癌ワクチン」としてではなく「癌の治療薬」として使う

ことは出来るのでしょうか？　例えば全身投与した場合、特定の臓器にＬＮＰ／ｍＲＮＡ製剤を送り込むことは容易でない上、その臓器内の癌細胞にだけＬＮＰ／ｍＲＮＡ製剤を取り込ませることなどは不可能です。また、腫瘍内に注入しても、ＬＮＰ／ｍＲＮＡは腫瘍領域に限定して留まるわけではありません。腫瘍内注入後にＬＮＰ／ｍＲＮＡが集積するのは肝臓やリンパ系の臓器です。また、ＬＮＰ／ｍＲＮＡを腫瘍塊に注入したとしても癌細胞だけで発現する保証などありません。実際、標的を特定するためにＬＮＰに抗体を組み込む手法も存在はします。しかし、癌細胞に特異的なマーカーが存在しない上、癌細胞は頻繁に変異します。そして、ｍＲＮＡを癌細胞だけに届ける技術は現時点ではありません。このため癌を標的としたＬＮＰ／ｍＲＮＡ製剤による治療法でも、癌細胞以外の正常細胞でもｍＲＮＡが発現することは避けられないのです。

癌細胞だけにｍＲＮＡを送り込む技術が無いがために、細胞を確実に殺傷する遺伝子を使うわけにはいきません。炎症などによって癌細胞を攻撃する目的で、炎症性サイトカインのような免疫増強分子をコードするｍＲＮＡなどが使用されます。しかし、そうしたｍＲＮＡは正常細胞にも取り込まれます。そして、細胞ごとに導入されるｍＲＮＡ量もタンパク発現期間も制御は不可能です。また、炎症性サイトカイン自体にも問題があります。

ｍＲＮＡによる炎症反応が制御されない場合、炎症自体が慢性疾患や癌の発生、悪性化を誘発する可能性があります。炎症反応は活性酸素を発生させ、ＤＮＡを損傷する可能性があります。炎症はしばしば組織の損傷を伴い、そのために患部の細胞はより頻繁に細胞分裂を繰り返し、これも癌の悪化を促す確率を高めます。

なぜコロナワクチンで免疫抑制が起こるのか？

コロナワクチン接種後に急速に進行する腫瘍は「ターボ癌」と呼ばれることがあります。原因の一つとして考えられるのは、コロナワクチンによって免疫抑制が起こり、免疫系の監視機構を回避した癌細胞が暴走することです。

ＩｇＧ４と免疫抑制

免疫を抑制する機構としてはＩｇＧ４やＴｒｅｇが知られています。ＩｇＧ４はいわば「中途半端」な抗体です。ＩｇＧ４は２本の抗原結合腕のうち１本を別のＩｇＧ４分子と交換する能力を持つため、抗原特異性が中途半端になった二重特異性抗体を形成します。

ＩｇＧ４による抗原抗体複合体の形成も不十分であり、また、ＩｇＧ４は炎症反応も抑制します。ＩｇＧ４の本来の役目は有害な免疫反応の抑制であり、アレルギーが自然に治ることがあるのもＩｇＧ４の働きのためです。ＩｇＧ４はＩｇＥと競合してアレルゲンと結合するため、結果としてアレルギー性のＩｇＥがマスト細胞や好塩基球を活性化するのを抑えることができるのです。しかし、病原性ウイルスに対するＩｇＧ４が出来ると、そのウイルスに対する免疫応答が抑制されてしまいます。

制御性Ｔ細胞（Ｔｒｅｇ）と免疫抑制

制御性Ｔ細胞（Ｔｒｅｇ）はＴ細胞の特殊なサブセットであり、免疫寛容を維持する上で重要な役割を担っています。ＴｒｅｇはＴ細胞受容体を発現しており、特定の抗原を認識することができます。本来のＴｒｅｇの役割は自己抗原に対する反応を抑制し、自己免疫反応を防ぐことです。ＴｒｅｇはエフェクターＴ細胞や抗原提示細胞（ＡＰＣ）などの他の免疫細胞と直接相互作用し、これらの免疫細胞の機能を抑制します。また、ＴＧＦ-βやＩＬ-10など様々な免疫抑制分子を放出し、エフェクターＴ細胞や他の免疫細胞を抑制し、免疫反応を弱めます。また、Ｔｒｅｇは炎症組織や標的組織に移動し、そこで局所的に免疫応答を制御することができます。Ｔｒｅｇの免疫抑制作用は基本的には抗原特異的ですが、状況に応じて抗原非特異的でもあります。

コロナワクチン後遺症として「全般的な」免疫抑制が起こっている可能性が高いと考えます。ｍＲＮＡワクチンは抗原を長く発現するために、その反動として免疫を抑制する作用が生じます。疑問としては、免疫抑制が抗原特異的なものか、または非特異的なものか。そして、積極的な免疫抑制機構が発動しているのか、または免疫系が破綻した結果消極的に免疫抑制が起こっているのかということです。免疫抑制にはＩｇＧ４やＴｒｅｇも関わっていると考えられますが、限定せずに他の作用機序も含めて検討する必要があるでしょう。

免疫リソースは有限である

免疫が健全に働いている場合の特徴として「増えた後に減る」という現象があります。免疫細胞のほとんどは浮遊系の細胞であり、血管やリンパ管を通して全身を巡回し、病原性細菌やウイルスなどと戦います。それぞれの細胞は状況に応じて増えたり減ったりするのです。例えばＢ細胞が抗原刺激を受けると、２種類の正反対の反応が起こります。一つはB細胞活性化の刺激、もう一つは細胞死の刺激です。活性化して抗体を産生するようになったB細胞はしばらくすると死んでしまうのですが、それは何故でしょうか？　例えるならば、有事である戦争中には兵隊は大事な戦力であり、増やす必要があります。しかし戦争が終わってしまえば、過大な兵力はむしろ重荷ともなります。このように、体にとって有事の際には兵隊である抗体を一度増やしますが、事態が収まった後には今度はそれらを鎮めて減らすような反応が起こるのです。

つまり、強く活性化された免疫系には「揺り戻し」が起こるのです。コロナワクチンは接種後短期間で極度に抗体価を上昇させますが、そうした強い免疫刺激は免疫担当細胞を枯渇させる可能性があります。そしてその状態が短期間で終息しなければ、そのまま免疫抑制状態が継続する事態となるでしょう。これも考えられる免疫抑制の作用機序の一つです。すなわち、免疫系を強く刺激しすぎた結果、一時的あるいは恒久的に免疫系が破綻してしまった可能性です。その場合、破綻の仕方は一人一人違っていたとしてもおかしくありません。免疫抑制の機序にＩｇＧ４、Ｔｒｅｇ、他の機序がどの程度関わっているかについては、血液検査により血球やサイトカインの量や種類を精密に測定することにより明らかになるでしょう。

免疫抑制やその結果としてのターボ癌は、ＬＮＰ／ｍＲＮＡ製剤自体の副作用である可能性があります。言うならば、ＬＮＰ／ｍＲＮＡ製剤による癌ワクチンや癌治療薬はむしろ悪性の癌を生み出す原因となる恐れさえあるということです。

そもそもワクチンの効果を「抗体価のみ」で測ること自体に大きな問題があります。長期の免疫記憶を担うメモリーＴ細胞は抗体を産生しません。ＩｇＧ４抗体はウイルスと戦わず、むしろ戦闘を放棄します。また過度の抗スパイクタンパクは免疫資源の枯渇と表裏一体です。そのため抗体価が高くともコロナウイルスに対して免疫抑制がかかり、他の感染症に対しても脆弱になる機序を理解する必要があります。

ＬＮＰ／ｍＲＮＡ製剤による癌予防や治療は可能か？

癌治療が困難な理由は、癌細胞だけを狙っての攻撃ができないことです。癌細胞に共通した特異的抗原など存在しませんし、そうした細胞のみにｍＲＮＡを届ける技術もありません。また、たとえ癌細胞に多く発現する抗原に対するワクチンを作ったとしても、そうした抗原は自己抗原でもあるために自己免疫疾患の可能性が副作用として不可避です。結果、癌治療は正常細胞へもダメージを与え、体に大きな負担をかけることになります。癌細胞を排除するのは免疫系の働きですが、コロナワクチンと同様の作用機序による免疫抑制が起これば、癌予防や治療のためのLNP／mRNA製剤自体が新たな癌を誘発したり、癌の悪性化を促しかねません。当初、「コロナワクチンmRNAは接種後ごく短期間で体内から消える」などとうたわれていましたが、実際にはスパイクタンパクが接種後半年以上に渡って発現するケースが報告されています。結局コロナワクチンによるスパイクタンパクの発現は制御できていませんでした。同様にLNP／mRNA製剤による「癌予防薬」「癌治療薬」も制御はできないでしょう。これらは人体にとっての直接または間接の毒素となります。

LNP／mRNA製剤の致命的欠陥

LNP／mRNA製剤の技術ではフォーマットさえ決まれば、それぞれのmRNA製剤のデザインを遺伝子配列のコピー＆ペーストで作成することができます。つまり、労力もコストも少なくて済むために製品開発と量産化が容易なのです。そして、この製薬メーカーやワクチン研究者にとっての長所こそがLNP／mRNA製剤の欠点でもあります。量産化が容易な理由は、タンパクという「薬品」を作る工場を人体内の細胞に移管しているからに他なりません。けれども、細胞によって作る薬品の量は変わりますし、少なければ効かず、作り過ぎれば細胞が免疫系に攻撃されます。また、遺伝子製剤による遺伝子発現にはブレーキがないために、暴走した場合に制御ができないのです。どんなｍＲＮＡを使っても身体中のどこで暴走するか分からず、そして対抗する免疫系を暴走させた挙句が免疫抑制とターボ癌なのではないでしょうか。ＬＮＰ／ｍＲＮＡ製剤は癌根治のためのブレイクスルーとなる技術などではなく、癌の根治療法につなげるための問題自体は何ら解決していません。そして最悪のケースとしては「どうせ助からないならば」と、末期の癌患者を対象とした人体実験にすらなりかねないのです。

スパイクタンパクはコロナワクチンの毒性の本体の一つです。しかし、コロナワクチンの後遺症のすべてがスパイクタンパクの毒性だけで説明できるものではないと考えます。コロナワクチンはワクチンとは名ばかりの「遺伝子治療薬」であり、ＬＮＰ／ｍＲＮＡ製剤としての欠陥そのものを如実に示しています。外来ｍＲＮＡを飲み込み、タンパクを生産する細胞に対する抗体依存性自己攻撃、Ｔ細胞依存性自己攻撃はＬＮＰ／ｍＲＮＡ製剤による癌ワクチンや治療薬でも同様に起こり得ます。体内の薬品工場となった細胞は免疫系の攻撃を受けて破壊されます。ＤＮＡ汚染の原因は、シュードウリジン化ＲＮＡを転写する際に用いたＤＮＡ鋳型がＤＮａｓｅ Ｉ分解耐性であることです。そのため、他のＬＮＰ／ｍＲＮＡ製剤についてのＤＮＡ汚染の懸念も払拭できません。そして、ＬＮＰ／ｍＲＮＡ製剤の最も長期の後遺症は汚染ＤＮＡによるゲノム改変です。このように、抗体依存性自己攻撃、Ｔ細胞依存性自己攻撃、免疫抑制、ターボ癌、ＤＮＡ汚染などはコロナワクチンだけではなく、ＬＮＰ／ｍＲＮＡ製剤の共通した致命的欠陥である可能性が高いのです。

まとめ：ＬＮＰ／ｍＲＮＡ製剤による次世代薬害は防げるのか

事実上、コロナワクチンは史上最大の薬害を生みました。そしてその被害は現在も時間とともにさらに拡大しており、長期の副作用を含めた全容は未だ不明です。また、図らずもコロナワクチンはＬＮＰ／ｍＲＮＡ製剤の致命的欠陥をあらわにしました。ＬＮＰ／ｍＲＮＡ製剤のウイルスワクチンに対する応用はすでに大失敗に終わりましたが、それ以上にＬＮＰ／ｍＲＮＡ製剤の癌予防及び治療への応用は技術的にはるかに困難でしょう。私はＬＮＰ／ｍＲＮＡ製剤の癌ワクチンへの応用は現実的ではなく、ＬＮＰ／ｍＲＮＡ製剤を使っての癌の根治に至っては実現不可能と考えます。それどころか、癌ｍＲＮＡワクチンは人体にとって危険な代物であり、汎用された場合の薬害はコロナワクチンと比べ物にならないと懸念します。ＬＮＰ／ｍＲＮＡ製剤には致命的な欠陥がある以上、他の病気の治療への応用に対しても問題があまりに大きすぎるのです。にもかかわらず現在進行形で日本中でＬＮＰ／ｍＲＮＡ製剤の工場の建設が進んでいます。次世代薬害の巨大な津波が押し寄せる未来を我々が受け入れるのかどうかが問われているのです。

（該当するブログ記事掲載２０２３年10月14日）

6章　新型コロナ人工ウイルス論

新型コロナ変異株は人工ウイルスか

新型コロナウイルスはどこから来たのか？

武漢株を発端としたコロナウイルス騒動では、その後アルファ株に始まりオミクロン株に至るまで変異株が次々と現れ続けました。また、高病原性鳥インフルエンザやサル痘（エムポックス）についても耳にする機会が増えています。では、そもそもこれらのウイルスはどこから来たのでしょうか？　そして新型コロナ変異株はそれぞれ一体どこから来たのでしょうか？　この疑問は古くて新しい課題なのです。

新型コロナウイルスの正式名称が「ＳＡＲＳ-ＣｏＶ-２」です。ＳＡＲＳ-ＣｏＶ-２オミクロン変異株（B.1.1.529株）はボツワナで最初に同定され、２０２１年11月24日に南アフリカから世界保健機関（ＷＨＯ）に報告されました。オミクロンの新規変異の多くはスパイク遺伝子上に存在しています。その変異の多さと特異性から、当初からオミクロンはコロナワクチンによる免疫応答を効果的に回避する可能性が懸念されていました。

オミクロンの変異は段階を追って蓄積したというよりもむしろ「突然」多数の変異を獲得しています。そのためオミクロン変異株の起源に関しては様々な仮説が立てられました。①COVID-19に慢性感染した免疫抑制患者で発生した、②ウイルス監視のインフラがほとんどない、あるいは全くない地域社会で数ヶ月かけてゆっくりと進化した、③マウスなどのヒト以外の宿主で進化した後、新たな変異のレパートリーとともに再びヒトに流入した、などです。

また、オリジナルの武漢型SARS-CoV-2起源の候補としてはコウモリやセンザンコウが挙げられています。他にもSARS-CoV-2変異株の進化にはネコが関わっている可能性までも推測されています。このようにオミクロンだけではなく、他のSARS-CoV-2変異株の起源についても依然謎に包まれており、意見が分かれているのが現状です。

新型コロナウイルスは本当に変異率が高いウイルスなのか？

GISAIDデータベースにはすでに数百万のSARS-CoV-2の遺伝子配列が登録

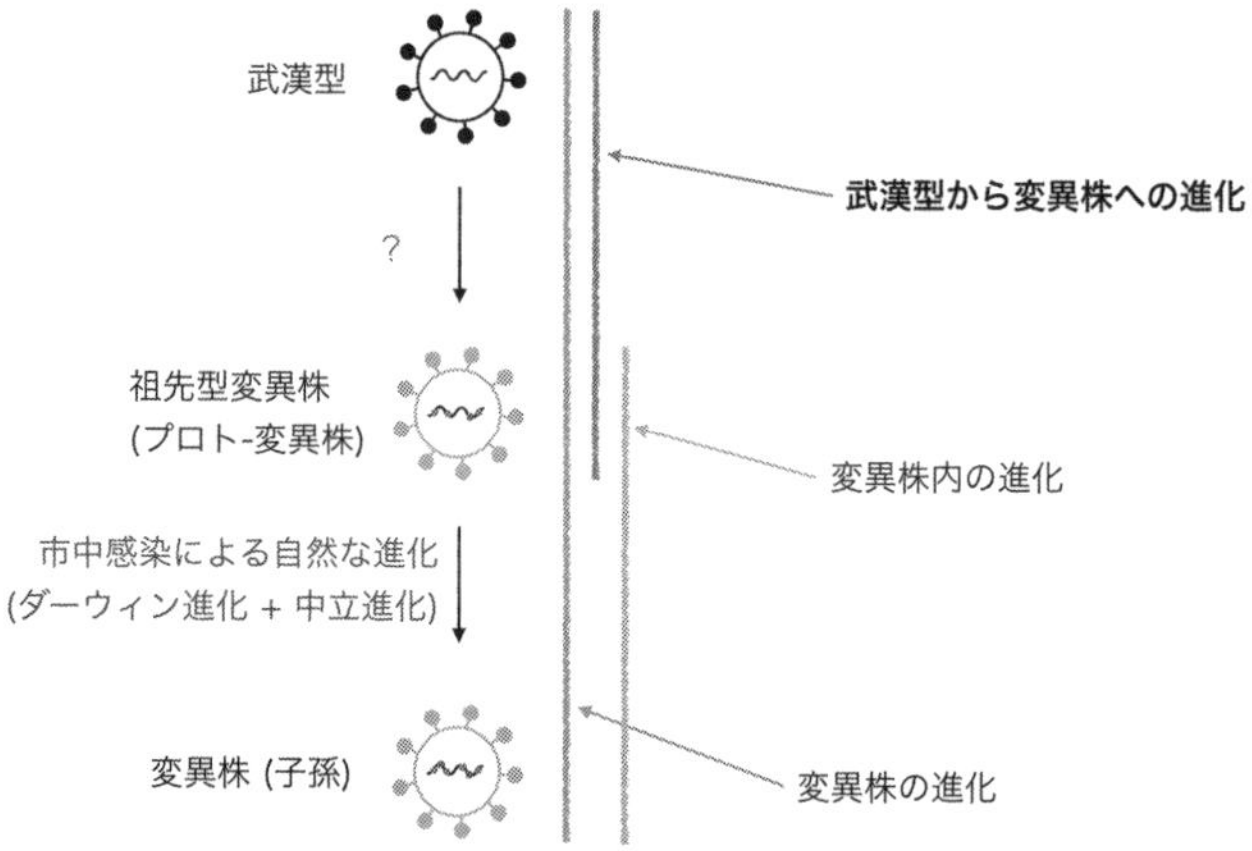

図6−1　変異株はどのように誕生したか？
データベースには膨大な数の変異株の配列が登録されていますが、そのほとんどはさらに変異を蓄積したものです。今回の私の研究では、市中感染による自然な進化の影響を取り除くことにより変異株がどのように誕生したかに焦点を当てました。

されています。それぞれの塩基配列は少しずつ異なっていますが、それはウイルスは複製を繰り返すうちに変異するためです。

生物は世代を経て変化しながら環境に適応しようとしていきますが、その背景には生物の設計図としての遺伝情報であるゲノムの変化があります。遺伝子の変異には2種類あります。アミノ酸配列を変える変異（N変異）と変えない変異（S変異）です。生物にとって有利な遺伝的形質を持つ突然変異は自然淘汰によって競争に勝ち残っていきます。これが「ダーウィン進化論」です。一方、アミノ酸配列を変化させない変異（S変異）はタンパク質の機能性向上とは関係無くランダムにゲノムに固定されます。これが木村資生が提唱した「中立進化」です。この2つの概念が進化論の柱であり、ウイルスや哺乳類など多くの種の進化では、変異の多くはS変異に偏る傾向があることが知られています。本来、タンパク質のアミノ酸配列を変化させる遺伝的変化（N変異）のうち有益な変化などというものはまれであり、遺伝子の突然変異のうちほとんどはタンパクの機能を損なうものです。そのため通常はN変異は少ないものなのです。

コロナウイルスの変異株には多くの配列が存在します。では、それぞれの変異株が誕生した際の配列とはどのようなものでしょうか。市中感染における「自然な」進化のノイズを取り除いて見えてくるものがそれぞれの変異株の祖先型の配列になります。そして祖先型の配列は、データベース由来の配列をお互いに比較することで、共通する配列として同定できます。私は変異株の祖先型配列をプロトタイプ型、つまりプロト-変異株と名付けました。そしてプロト-変異株を解析することにより、それぞれの変異株がどのように誕生したかに焦点を当てました（図6-1）。

コロナウイルス変異株の遺伝子解析から判明したのは、武漢株からのそれぞれの変異株の祖先型への変異の数は意外にもそれほど多くはないということでした。プロト-変異株ではアミノ酸配列を変化させないS変異がむしろ少なかったのです。またその反面、プロト-変異株ではアミノ酸配列を変化させるN変異に極端に偏っていました。

新型コロナウイルス進化をRNAウイルス進化の視点から俯瞰する

今回の私の研究の目的は「新型コロナウイルス変異株が自然発生したものかどうか」を検証することです。しかしながら、それぞれのウイルス変異株が人工的なのかまたは自然発生したものかが不明です。そのため、コロナ変異株同士を比較しただけではどの変異株が人工的なものかどうかは分かりません。重要なのは一般的な生物種の進化や、とりわけ

RNAウイルスの進化と比較することです。

実際、ヒトを含めた哺乳類では変異はS変異に偏っているのですが、RNAウイルスではさらにS変異に偏るのです。この理由としてはRNAウイルスでは変異が起こりやすく、アミノ酸配列を変化させるN変異が起きた場合に競争に負けて淘汰される頻度も高いからではないかと推測できます。つまり、プロト-変異株の進化は一般的なRNAウイルスの変異パターンと正反対なのです。

SARS-CoV-2の遺伝子配列に一般的なRNAウイルスと同じ率でN変異やS変異が起こる場合、N変異の割合は15・8%となります。これは1/6より少し低い値です。

例えば、サイコロを一回振って1の目が出る確率は1/6、2回振って2回とも1の目が出る確率は1/6×1/6=1/36、3回振って3回とも1の目が出る確率は1/6×1/6×1/6=1/216です。続けて何度も繰り返し同じ目が出ることなどそうあるでしょうか? しかも、それが一つの変異株だけではなく、異なる変異株においても繰り返し起きているのです。

変異が起こるという条件のもとで、N変異の確率は15・8%、S変異の確率は84・2%です。そしてこの数値から特定の変異が蓄積する確率を導き出すことが可能です。1回の試行で2種類の事象のどちらか一方しか起こらない一定の成功確率を持つ試行を「ベルヌーイ試行」と呼びます。例えばコインを何度も投げて表と裏が出る回数を数えたり、サイコロを何度も振って1の目とそれ以外の目が出る回数を数えるような試みです。

新型コロナ変異株が自然発生する確率はありえないほど低い

図6-2はプロト-変異株の遺伝子の自然発生確率です。色が濃いほど自然発生確率が低くなります。すべてのプロト-変異株は自然発生確率が1%未満の遺伝子を少なくとも一つ持っていました。最も確率の低い遺伝子はスパイク遺伝子で、その確率はプロト・ラムダの9.2×10^{-5}からオミクロンの1.5×10^{-22}まで幅がありました。プロト・デルタのORF1abはN-バイアスが大きく、その確率は6.6×10^{-8}でした。スパイク遺伝子、ORF1ab以外に自然発生確率が低い遺伝子はM遺伝子、ORF8、N遺伝子などです。プロト-変異株が自然発生する確率は、1.5×10^{-9}（プロト-アルファとプロト-ラムダ）から2.7×10^{-26}（プロト-オミクロン）でした。

この結果はアルファ、ベータ、ガンマ、デルタ、ラムダ、ミュ-GH、オミクロン変異株の全てが99・999999%以上の確率で人工ウイルスであることを意味します。

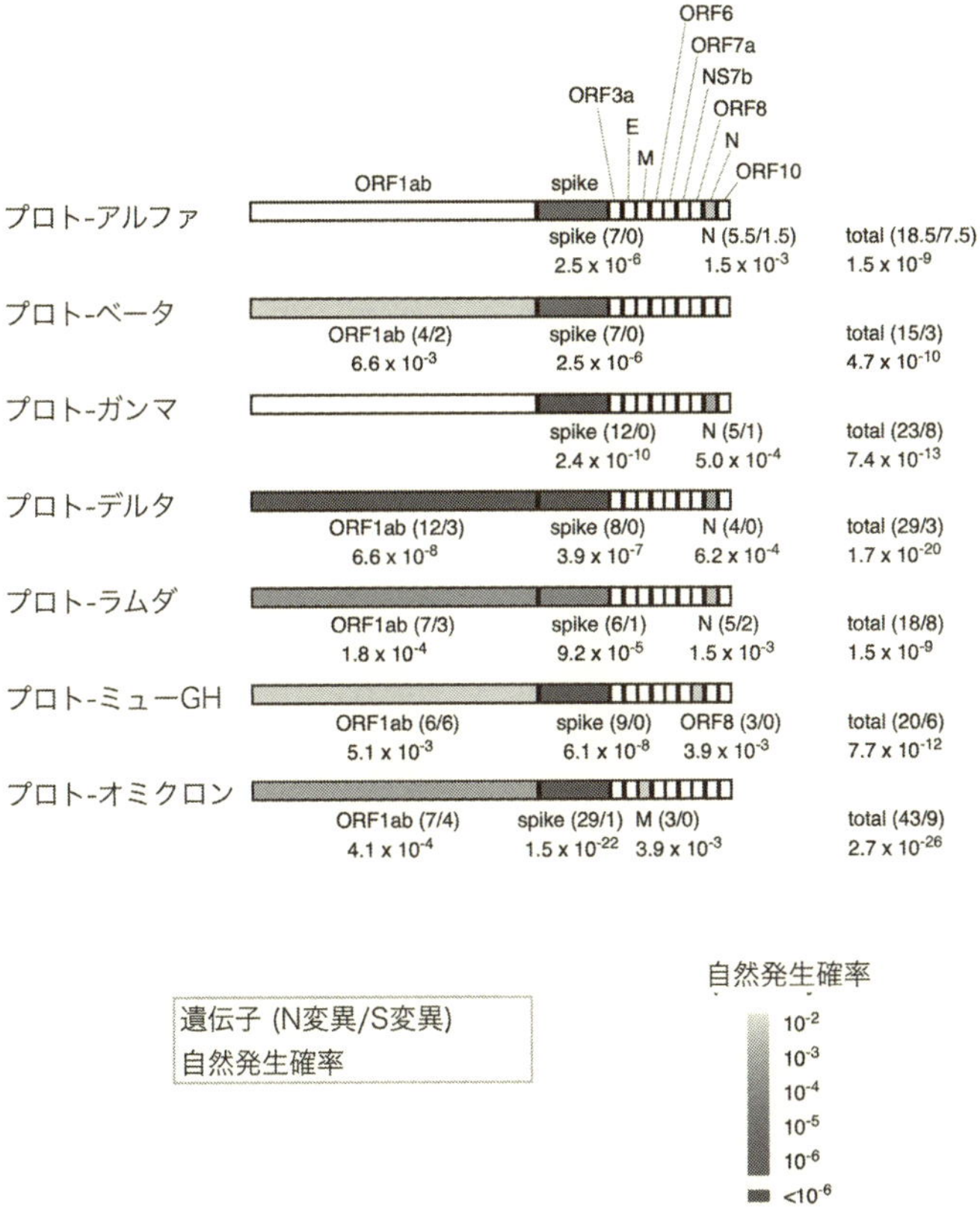

図6-2　プロト-変異株の自然発生確率

プロト-変異株のスパイク遺伝子の自然発生確率は $2.5 \times 10^{-6} \sim 1.5 \times 10^{-22}$。どのプロト-変異株もスパイク遺伝子以外に確率の低い遺伝子を持っています。それぞれのプロト-変異株の自然発生確率は $1.5 \times 10^{-9} \sim 2.7 \times 10^{-26}$ となります。

ＳＡＲＳ−ＣｏＶ−2の起源と進化については議論が分かれていますが、私は変異株の祖先型の解析によって「それぞれの変異株は自然発生したものではない」と結論付けました。

プロト−変異株における変異は極端にＮ変異に非常に偏っていますが、こうした傾向はＲａＴＧ13やＳＡＲＳ−ＣｏＶ−1からのプロト−武漢への進化では見られません。つまり、Ｎ変異への極端な偏りはＳＡＲＳ−ＣｏＶ−2の変異株に特有のものなのです。一般的なＲＮＡウイルスがこれらのスパイクタンパク変異を獲得する確率は極めて低く、9.2×10^{-5}から1.5×10^{-22}です。そしてそれぞれの変異株が自然発生した可能性は1.5×10^{-9}から2.7×10^{-26}の範囲です。これはまさに1人の人が1億分の1の確率の宝くじに何度も何度も繰り返し連続で当選するような確率であり、もしそうした人がいた際に、その人は大変運が良いと考えるか、イカサマをしているのではないか？と疑うのかということです。

億や兆よりも大きな数にも名称が存在します。一（10^0）、十（10^1）、百（10^2）、千（10^3）、万（10^4）、億（10^8）、兆（10^{12}）、京（けい、きょう）（10^{16}）、垓（がい）（10^{20}）、秭（じょ）（10^{24}）、穣（じょう）（10^{28}）、溝（こう）（10^{32}）、澗（かん）（10^{36}）、正（せい）（10^{40}）、載（さい）（10^{44}）、極（ごく）（10^{48}）、恒河沙（こうがしゃ）（10^{52}）、阿僧祇（あ

そうぎ）（10^{56}）、那由他（なゆた）（10^{60}）、不可思議（ふかしぎ）（10^{64}）、無量大数（むりょうたいすう）（10^{68}）。

コロナ変異株の自然発生確率の1.5×10^{-9}～2.7×10^{-26}という確率は1億分の1～10秭（じょ）分の1というまさに「あり得ない」ような確率です。

プロト-変異株とＲａＴＧ13、ＳＡＲＳ-ＣｏＶ-1の間ではＮ変異／Ｓ変異比の値が大きく異なります。ＳＡＲＳ-ＣｏＶ-2は新型コロナウイルスですが、以前から知られている風邪のウイルスを含めてコロナウイルス全体を見渡すと、さらに奇妙な点が浮かび上がってきます。同じコロナと言ってもヒトの季節性コロナウイルスや動物コロナウイルスによってもスパイク遺伝子のＮ変異／Ｓ変異比は大きく異なるのです。また、武漢型コロナウイルスにも不自然な点が見られます。プロト-武漢はＲａＴＧ13から進化する過程でＮＳ7ｂやＯＲＦ10の配列にＳ変異を獲得していませんでした。こうした事実から私は人工ウイルス説の問題の根は深く、今回のコロナウイルスの限定的な株だけではなく、過去にもすでに様々なコロナウイルスで機能獲得実験が行われてきたのではないかと推測します。

アルファ、ベータ、ガンマ、デルタ、ラムダ、ミューGH、オミクロンの全ての新型コロナ変異株が人工ウイルスである

コロナウイルスが自然進化に従わずに変異株が出現し続けたということは、過去のインフルエンザや他のパンデミックから人類が学んできたウイルス進化の経験則が今回のSARS-CoV-2には当てはまらないことを意味します。つまり、経験則に基づいて変異型の感染性、病原性、攻撃性を予測するなどそもそも不可能だったということです。

通常、S変異の発生率は異なる遺伝子間で同程度であるため、S変異は近縁種の進化時間を年代測定する分子時計としても使うことができます。プロト-変異株はスパイク遺伝子にS変異を持たないことから、まさに分子進化的には「一瞬で」有利な変異を獲得したことになります。こうした進化は、古典的な試行錯誤的突然変異と淘汰のスキームから大きく外れたものです。

さて、コロナ騒動の始まりは新型肺炎の最初の患者が報道された2019年12月でした。そしてその患者から見つかったウイルスによりSARS-CoV-2の塩基配列が即時に決定されました。一般論として、仮にある患者から何らかのウイルスが検出されたとしても、本来はただちに病気との因果関係を断定などはできないはずです。にもかかわらず、SA

RS-CoV-2が新型肺炎の原因だと特定する論文がNature誌に投稿されたのは、最初の患者の発見からわずか1ヶ月後のことでした。そして、ファイザー、モデルナはその塩基配列を利用してそこから数日でワクチンのデザインを完成させました。本来ならばそれぞれのプロセスに数年かかってもおかしくない話です。つまり、コロナ発生からワクチン完成までへの手際があまりに良すぎるのです。

機能獲得実験とは言葉の通りまさに「機能」を「獲得」する実験ですが、その手法には大きく分けて2種類あります。一つは遺伝子の突然変異によってランダムに変異を導入し、特定の機能を獲得した変異体を選び出す手法です。変異自体はランダムに起こりますので、こうした手法ではN変異のみならずS変異も起こります。そしてもう一つの手法は既知の遺伝子配列の利用です。SARS-CoV-2がどのようにしてフーリン切断部位を獲得したのかという疑問がすでに提示されているように、武漢株にも意図的にデザインされた形跡が見られるのです。

武漢型と他のコロナ変異株の大きな違いはS変異の割合です。武漢型にはS変異が多く、変異株にはS変異が極端に少ないのです。これは武漢型はフーリン切断部位などのデザインされた配列を流用しながらも、基本的にはランダムな突然変異と人為的選択による人工進化の手法で選ばれたからではないでしょうか。その過程では感染力や様々な毒性に関連する変異のカタログを作成することも可能なのです。

プロト–変異株にS変異が極端に少ないことは、プロト–変異株の成立には自然進化はもちろん、人工進化さえも貢献していないことを示唆しています。特定の変異を持つスパイク遺伝子がウイルスゲノムに「人為的に挿入された」と仮定すれば、スパイク遺伝子にS変異が無いことが説明できます。また変異株によっては、スパイク遺伝子に加えて、ORF1ab、M、ORF8、Nも人工遺伝子である可能性が高いのです。実際、技術的には部位特異的変異導入法により、シームレスクローニングやゲノム編集を用いて特定の変異を導入すること自体は難しくありません。また、プロト–変異株にはS変異もN変異も持たない遺伝子も多いのですが、変異株作成の基本型遺伝子に特定の変異を当てはめたと考えると説明ができます。

古典的な進化論では、SARS–CoV–2のプロト–変異株にS変異がないことを説明できません（図6–3）。プロト–変異株に非常に多くのN変異が存在することと、いくつかの重要な遺伝子にS変異がないことからも、それらは機能獲得研究の産物であると考えられます。

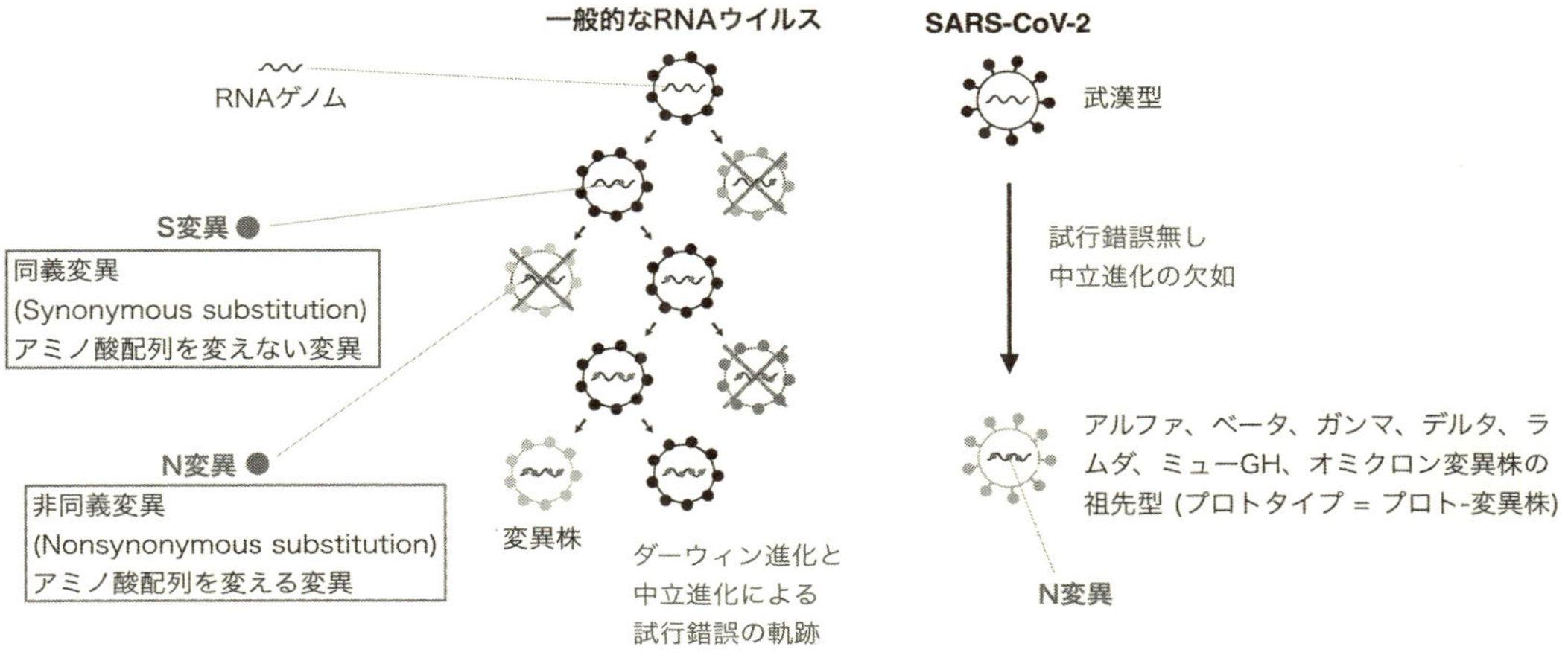

図6-3　アルファからオミクロンまでの変異株はすべて人工ウイルスである。
一般的なRNAウイルスの進化では、進化の試行錯誤の過程でアミノ酸配列に影響しないS変異が蓄積しやすいものですが、新型コロナでは試行錯誤の痕跡（中立進化）無しに感染力、毒性、免疫回避などの「進化」の結果を獲得しています。

つまり、これらのデータはＳＡＲＳ−ＣｏＶ−２変異株は自然に出現したのではなく、既知の配列を流用して製造された可能性が高いということを示しています。

この内容は私自身の研究結果であり、合成生物学の専門誌であるSynbio誌に発表したものです（Arakawa, H. The Natural Evolution of RNA Viruses Provides Important Clues about the Origin of SARS-CoV-2 Variants. SynBio 2024, 2, 285-297.）。

（該当するブログ記事掲載　２０２４年8月24日、8月31日、9月10日）

新型コロナパンデミックの謎

新型コロナ変異株の謎

新型コロナ（ＳＡＲＳ−ＣｏＶ−２）のオミクロン株はアフリカのボツワナで最初に同定され、２０２１年11月24日に南アフリカから世界保健機関（ＷＨＯ）に報告されました。そして瞬く間に欧米およびアジアで流行しました。ではなぜ最初に報告されたアフリカではさほど流行らなかった一方、欧米や日本で大流行したのか。その経路も謎に包まれており、また流行自体がどれほど「自然発生」的なものだったのかにも大きな疑問があります。

アルファ、ベータ、ガンマ、デルタ、ラムダ、ミューGH、オミクロン株の自然発生した確率はどれも天文学的に低いです。これらどの株も人工ウイルスである確率が99・99999%以上であるという解析結果を私は自著の論文で発表しました(1)。

この確率はRNAウイルスの常識から考えてまさに「あり得ない」数値なのです。

各変異株を含め、新型コロナウイルスが人工のものであるという結論は改めて多くの謎をもたらします。ではこれらのウイルスは誰が作ったのか？　どこで作られたのか？　なぜ作ったのか？　当初SARS-CoV-2は武漢の研究所から流出した可能性が疑われました。しかし他の変異株も人工ウイルスであるならば、一つの研究所からの一度きりの流出だけでは説明がつかないのです。

それぞれの変異株は流行の時期が異なります。そして同時多発的に世界の各地で飛地的に流行し始めました。ではそのウイルス株は毎回同じ研究所から偶然流出したのでしょうか？　危険なウイルスを扱う研究機関はウイルスの管理に対してそれほどまでにルーズなものなのでしょうか？　あるいはウイルスは偶然流出したのではなく市中に「意図的にばら撒かれた」のでしょうか？

また、新型コロナの機能獲得実験はいつから行われてきたのでしょうか？　それは一時的なものだったのでしょうか？　そして今も続いているのでしょうか？　米国のファウチ博士の周辺や中国の武漢研究所だけの問題でしょうか？　あるいは他の国や研究機関も関わっているのでしょうか？

（1）The Natural Evolution of RNA Viruses Provides Important Clues about the Origin of SARS-CoV-2 VariantsDespite the recent pandemic, the origin of its causative agenwww.mdpi.com.

人工ウイルスは新型コロナウイルスだけなのか

論文内でも触れましたが、新型コロナウイルス以外の季節型のコロナウイルスや動物に感染するコロナウイルスのN変異、S変異の割合はウイルスによってまちまちなのです。そしてお互いに近縁のウイルスにもかかわらず、これらの様々なコロナウイルスの間でもN変異、S変異の割合が大きく変化しているというのも実は奇妙な話なのです。ではこれは一体どういうことなのでしょうか。機能獲得実験は新型コロナウイルスだけの問題なのでしょうか？　私はそれらの実験には広い範囲のコロナウイルスも使われた可能性もあると考えています。

また、コロナ以外のウイルスについてはどうでしょうか。たとえば、鳥インフルエンザも自然発生したものなのでしょうか？　そしてサル痘（エムポックス）は騒動が一度下火になった後、近頃になって再びマスメディアで騒がれ始めています。

「今年の風邪はタチが悪いね」などと昔から言われることがあったように、種類や質は違えど風邪は毎年のように流行してきました。そして人工ウイルスであるにせよ、健康な人にとっては新型コロナウイルスの致死性自体は極めて低いものでした。つまり普通の風邪とは言わないまでも、要は「奇妙な風邪」なのです。そしておそらく新型コロナウイルスは、ワクチンの名の下にＲＮＡ製剤を世界の市場に一気に投入することを目的とした「マッチポンプ」だったのではないでしょうか。

機能獲得実験問題の根深さ

改めてコロナ騒動を振り返ってみましょう。現実問題として、仮に新型コロナウイルスの毒性がより高いものだったとしても、個人にできることというのは実際「風邪対策」くらいでした。にもかかわらず、史上初の形で大規模に世界中の一般の人々に事実上の遺伝子治療薬であるｍＲＮＡワクチンを投入するなどという行為はまさに最悪の選択でした。新型コロナウイルスのスパイクタンパクは人工的にデザインされた遺伝子です。そしてこの人工ウイルスの毒性タンパクを体内で量産するものがｍＲＮＡコロナワクチンなのです。

論文中での私の解析結果はＮ変異、Ｓ変異の割合から導き出したものですが、こうした変異が「あり得ない」確率で発生している理由は、その変異のほとんどが人為的に導入されたためだと考えます。ではなぜここまであからさまに不自然な変異の導入の仕方をしたのか。実際、現在の技術では任意の変異を同時に多数導入することもさほど難しくありません。そうした方法を採用し、Ｎ変異ばかりだけではなくＳ変異も適度に分散させれば、このような疑いをかけられるリスクを避けることもできたはずなのです。

その理由として私は「愉快犯の犯行声明」のようなものではないかと推察します。上手な嘘のつき方には2通りあります。一つは多くの真実の情報の中に少ない嘘を織り交ぜる手法です。この場合、ほとんどの情報は正しいために疑われにくくなります。もう一つは壮大な嘘をつくことです。あまりにも大胆な嘘は受け取り側の「まさか」という思い込みが思考停止状態をもたらし、案外気付かれにくいのです。

自然科学は性善説に基づいています。そのため、もしもその土台や拠り所となっている過去の知識の蓄積の中に「意図的」な捏造が含まれていた場合、その全てが一挙に崩壊し、常識的な科学や医学の判断だけでは対応できなくなってしまうのです。そういった意味で科学者とは悪意に対して極めて脆弱な存在です。

それぞれのSARS-CoV-2変異株が人工ウイルスであるというのは変異のパターンと進化の法則の矛盾からの帰結です。さて、では人工ウイルス説はいわゆる陰謀論なのでしょうか？

「陰謀論」というのはある意味とても便利な言葉です。陰謀論という言葉を使うだけで、「ありえない、頭がおかしい、洗脳されている」、などのネガティブなレッテルを簡単にその意見に貼ることができます。思考も議論もそこでストップです。もし本当に陰謀があるとすれば、陰謀論という言葉は企みを行う側にとっては何とも都合の良い便利な用語でしょう。陰謀論かどうかはどうでも良いことです。真実は何かということが重要です。

コロナ騒動を通して、私は機能獲得実験による人工ウイルス問題は相当根深いものなのではないかと考えるようになりました。単に一国や一研究所の問題であるとも考えにくいのです。しかしながら一般の人々にできることは実際限られています。そしてこれはウイルスに限った話ではありませんが、「恐怖」は容易く利用されます。

あらゆることに疑問を持つことが大切です。必要なのは恐怖ではなく、物事を俯瞰する冷静さであり、同時に真っ当な怒りなのです。

（該当するブログ記事掲載２０２４年9月20日）

ウイルスは存在しない？

コロナ騒動の中で何度か耳にしたのは「そもそもウイルスなど存在しない」という主張です。この機会に私自身の見解を改めて記しておきたいと思います。

細胞内寄生体

ウイルスは細胞内寄生体であり細胞内でのみ増殖可能ですが、単独では増殖できません。細胞内寄生体にはウイルス以外にもリケッチア、クラミジアなどがあります。

ウイルスなどの細胞内寄生体には、寄生して病気を起こすものもありますが、宿主に対して必ずしも有害であるとは限りません。例えばバクテリオファージやプラスミドなど細菌への感染性遺伝因子には抗生物質耐性遺伝子を持つものもあり、むしろ宿主である細菌の生存を有利にする場合すらあります。ミトコンドリアの祖先は呼吸によるエネルギー産生能を持っているリケッチアです。また葉緑体の祖先は光合成を行う藍藻ではないかと考えられており、それらは細胞内寄生から共生へと進化してきました。それ以外にもハテナ（Hatena arenicola）のように葉緑体との共生への途上にある微生物も知られています。事実上、害をなさずに宿主と共存しているウイルスや遺伝因子も少なくないのです。

ウイルスは人にだけ感染するわけではない

そもそもウイルスは人にだけ感染するわけではありません。また哺乳類だけのものでもありません。実際、最初の癌ウイルスは鶏から見つかりました。そしてその癌ウイルスの研究から癌が遺伝子の病気だということが分かってきました。鳥類や多くの哺乳類では癌はウイルスによって媒介される伝染病でもあるのです。そして植物や細菌に感染するウイルスも多種多様です。

一般的にウイルスのゲノムは小さく、ウイルスの生存や増殖に必要な遺伝子がコンパクトなゲノムの中に収まっています。そのため分子生物学の手法が限られていた時代にはウイルスの研究を通して多くの遺伝子やその酵素機能が明らかにされてきたという経緯があります。

癌ウイルス

最初の癌ウイルスは１９１１年にペイトン・ラウスによってニワトリに肉腫を生じさせる濾過性病原体として発見され、後にラウス肉腫ウイルスと名付けられました。ラウスはこの業績により１９６６年のノーベル生理学・医学賞を受賞しています。このウイルスは一本鎖ＲＮＡゲノムを持つレトロウイルスです。このウイルスから同定された癌の原因となる遺伝子は、肉腫（sarcoma）からｓｒｃと命名されました。ｓｒｃはウイルスだけでなく宿主のゲノムにも存在しており、後の研究により癌が遺伝子の病気だということが分かってきました。ちなみにヒトはレトロウイルスタイプの癌感染症をほぼ克服した稀有な動物です。

重要な癌抑制遺伝子であることが後に判明したｐ53は当初、腫瘍ウイルスＳＶ40の大型Ｔ抗原と結合するタンパク質として発見されたものです。

ファージ

分子生物学黎明期によく研究されたのは細菌に感染するウイルスです。細菌や古細菌に感染して複製するウイルスはファージ（正式にはバクテリオファージ）と呼ばれます。ファージは生物圏で最も一般的で主要なバイオマスの構成要素であり、ファージは極めて多様です。

市販のウイルス

例えばラムダファージのＤＮＡは市販されているものです。ラムダファージを大腸菌に感染させることでファージウイルス粒子を量産することが可能です。

ちなみに材料を業者に注文するよりも自前で作った方が安くつきますので、私の学生時代の研究室では自分達でラムダファージの単離やウイルスの大量産生やＤＮＡの調整を行っていました。制限酵素で切断されたラムダファージＤＮＡは電気泳動のサイズマーカーとして現在でもよく使われています。

ＡＴＣＣやＤＳＭＺが保有するウイルス

American Type Culture Collection（ＡＴＣＣ）は研究開発用の標準参照微生物株、細胞株、その他の材料を収集、保存、配布するアメリカの非営利団体です。ＡＴＣＣの微生物コレクションには、動物ウイルス、植物ウイルス、細菌株、原生動物、酵母菌、菌類のコレクションが含まれます。図6-4はＡＴＣＣが提供しているウイルスの例です。ＡＴＣＣは３０００種類の動物ウイルス、１０００種類の植物ウイルスを保有しています。

また、ライプニッツ研究所-ドイツ微生物細胞培養コレクション（ＤＳＭＺ）はドイツの非営利団体で、世界で最も多様な生物資源のコレクションを保有しています。これには細菌株、古細菌株、酵母、菌類、ヒトおよび動物の細胞株、植物ウイルス、バクテリオファージ、プラスミドが含まれます。ＤＳＭＺは１５００種類以上の植物ウイルスを保有しています。

ウイルスとエクソソーム

ウイルスもエクソソームも細胞よりはるかに小さいもので、ウイルスの直径は20～３０

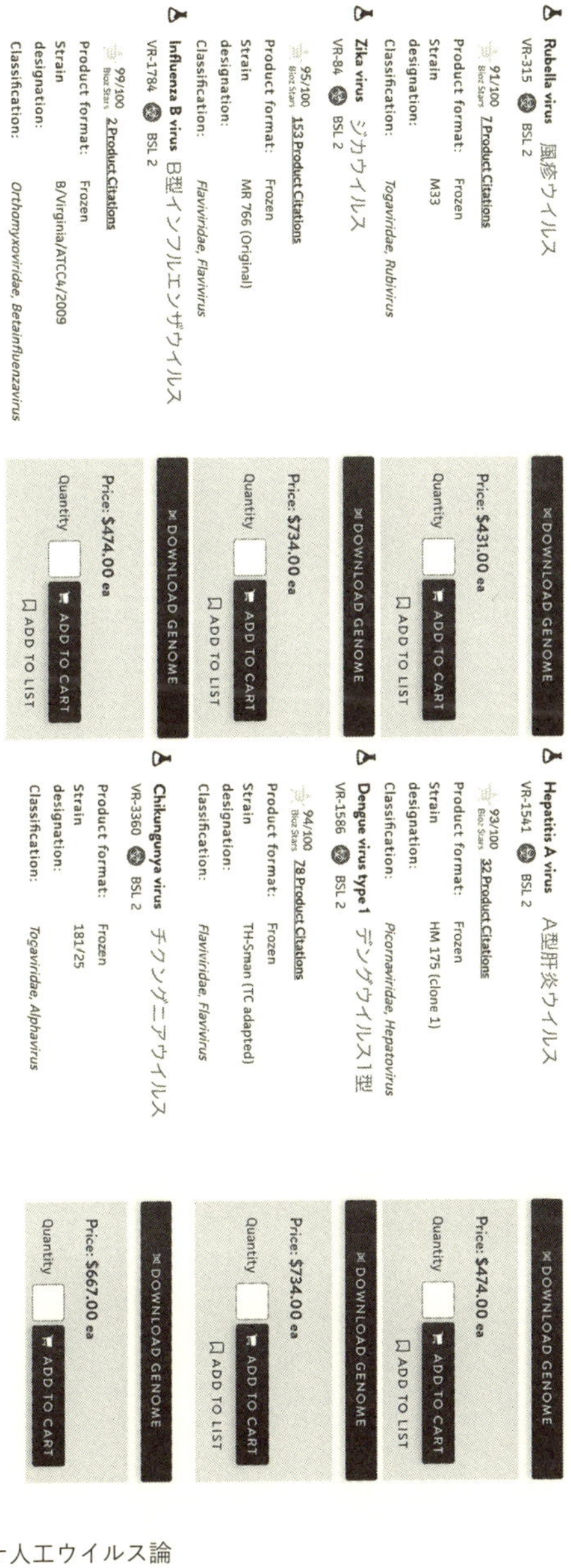

図6-4　ATCCが提供しているウイルスの例（https://www.atcc.org/）

0nm（ナノメートル）程度です。エンベロープウイルスはエクソソームと同様、脂質二重膜で遺伝物質とタンパク質を包んでいます。ウイルスもエクソソームも細胞間でタンパク質、脂質、核酸を伝達します。

では、ウイルスとエクソソームは同じものでしょうか？ つまり、ウイルスはエクソソームを誤認したものなのでしょうか？

エクソソームとは似ても似つかないウイルスもある

タバコモザイクウイルス（図6-5）は、タバコモザイク病を引き起こす病原体となる1本鎖プラス鎖型RNAウイルスであり、初めて可視化に成功したウイルスです。ウイルス粒子は棒状の外観を示し、長さは約300nm、直径は約18nmです。外側のカプシドは莫大な数の同一タンパク質分子からなり、らせん状に結合して棒状構造を形成しています。

図6-6はT4ファージです。このようにT4ファージはまるでSFに出てくる宇宙船のような外見と構造をしており、エクソソームとは似ても似つかないものです。T4ファージ由来のT4DNAリガーゼは遺伝子クローニングなどにもよく使われます。

またT7ファージも独特な形状をしています（図6-7）。コロナワクチンのRNA製造に使われたT7プロモーターやT7RNAポリメラーゼはT7ファージに由来するものです。

細胞壁を持つ植物や細菌をターゲットとするウイルスが単純な丸い形状をしていない理由は、細胞壁を越えて細胞に感染する必要があるからです。このように、ウイルスは対象とする宿主次第でそれぞれ異なった感染戦略を取っています。

前述のT7RNAポリメラーゼやT4DNAリガーゼのように、研究の現場で使われるウイルス由来の酵素は数多くあります。例えばP1ファージ由来のCreリコンビナーゼやレトロウイルス由来の逆転写酵素などです。またSV40ウイルスやラウス肉腫ウイルス由来のプロモーターやエンハンサーなどの遺伝子配列もしばしば利用されます。2A自己切断ペプチド（2Aペプチド）は口蹄疫ウイルス（foot-and-mouth disease virus）に、IRES（internal ribosome entry site）はポリオウイルスに由来します。こうした酵素や遺伝子配列は分子生物学、細胞生物学、分子遺伝学の現場で汎用されており、その機能もよく知られています。

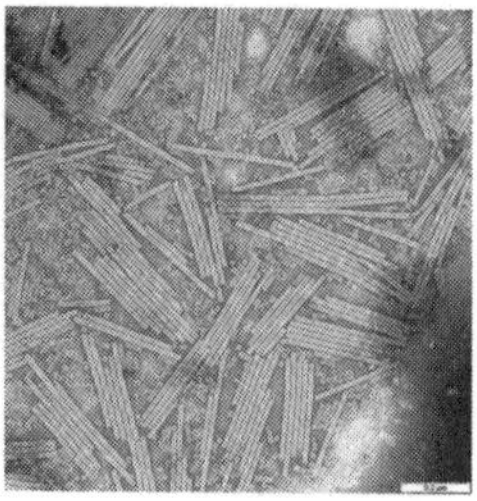

タバコモザイクウイルスの電子顕微鏡写真

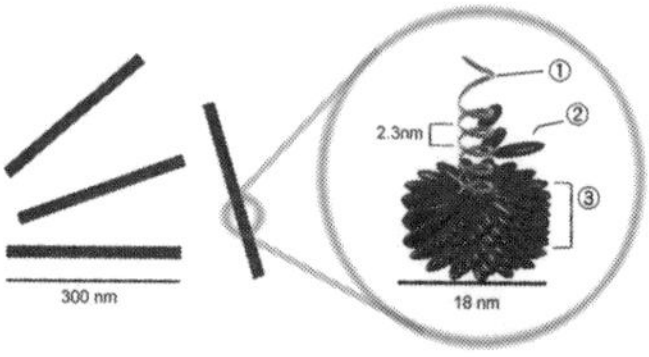

タバコモザイクウイルスの構造
1.ウイルス核酸、2.カプソマー、3.カプシド

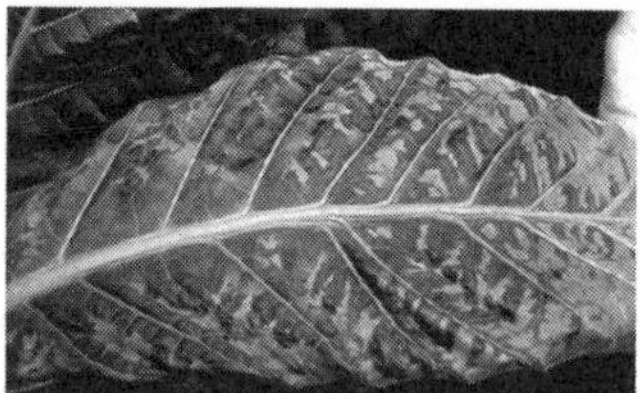

タバコモザイク病に罹ったタバコの葉

図6-5　タバコモザイクウイルス
https://ja.wikipedia.org/wiki/タバコモザイクウイルス

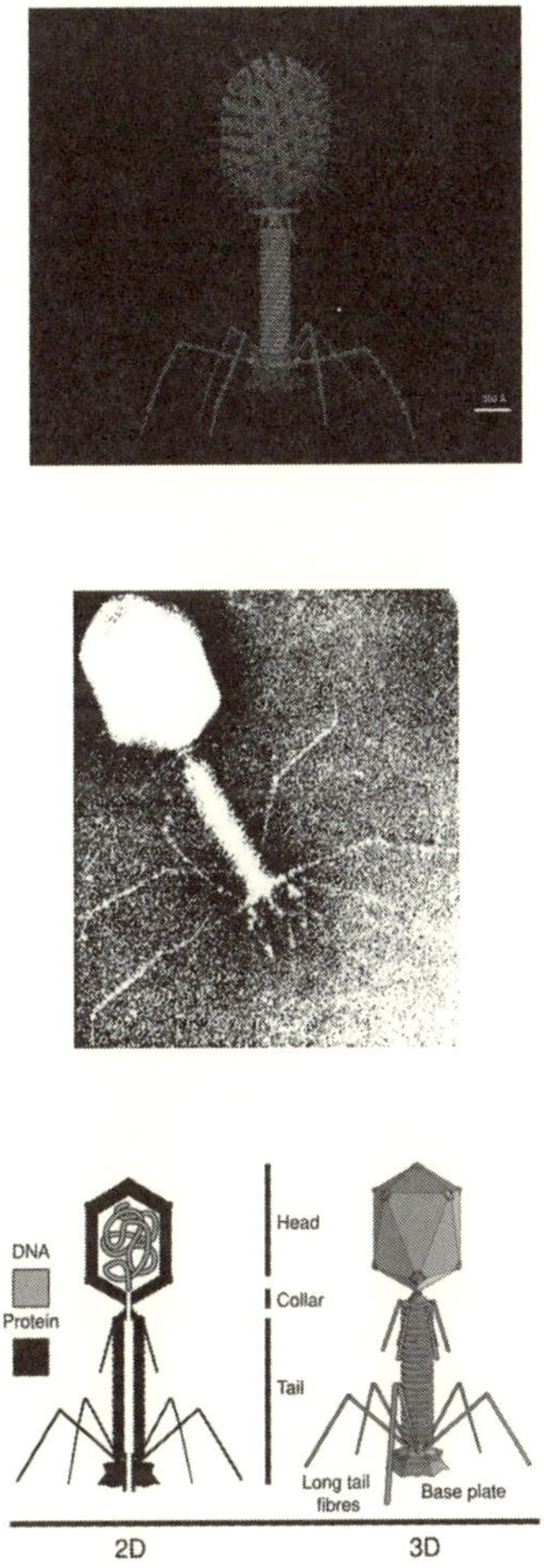

図6-6　T4ファージ
https://en.wikipedia.org/wiki/Escherichia_virus_T4

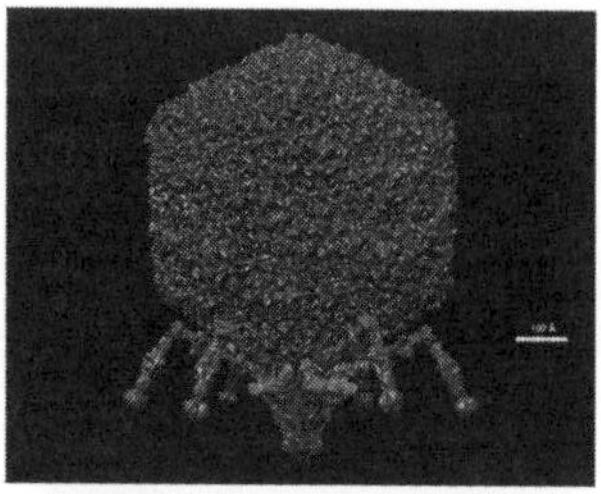

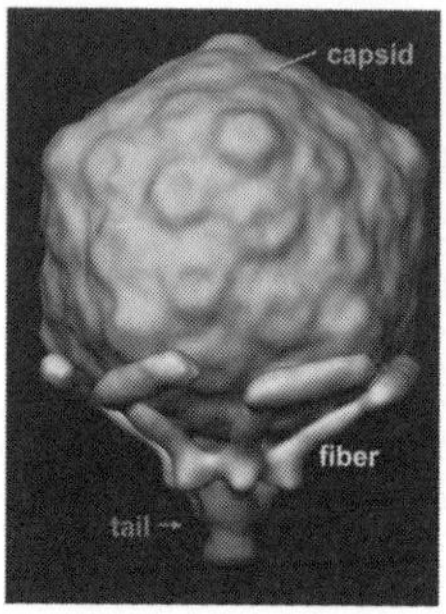

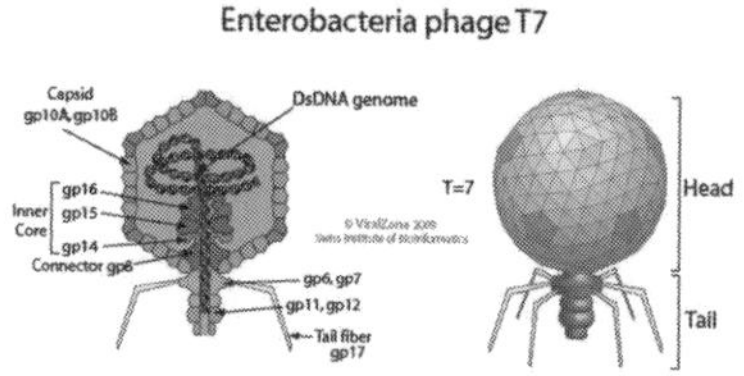

図6−7　T7ファージ
https://en.wikipedia.org/wiki/T7_phage

抗ウイルス免疫機構

制限酵素はファージの感染を「制限」する酵素として発見されたものであり、現在でも当時の発見の経緯がそのまま名称として残されています。また、ゲノム編集に汎用されているCRISPRの機能もファージに対する獲得免疫として判明したものです。制限酵素は細菌にとっての自然免疫であり、CRISPRは獲得免疫です。これらはプラスミドやファージに対する細菌の防衛システムです。

抗体やT細胞は細胞外の物質やウイルス感染細胞に対する免疫を担当しますが、細胞内に侵入したウイルスに対する免疫の仕組みも存在します。RNA干渉、cGAS-STING経路、Toll様受容体TLR3、TLR7、TLR9などです。ヒトでは他の霊長類と比べてもAPOBEC遺伝子ファミリーが拡張しているのですが、ヒトが癌ウイルスを含むレトロウイルスに耐性が高いのはAPOBEC遺伝子群のためではないかと私は考察しています。

ウイルスベクター

ウイルスとエクソソームの違いの一つは「目的」です。ウイルスは感染した細胞内に自身のゲノムを効率的に輸送するために、特殊な分子メカニズムを進化させてきました。一方、エクソソームは多目的輸送小胞であり、その内容物は多様です。

分子生物学研究において、細胞に遺伝子を導入するための遺伝子の運び屋は「ベクター」と呼ばれます。ウイルス由来のベクターがウイルスベクターであり、これはウイルスゲノムを改変して毒性や病原性を取り除き、広範囲な細胞種に遺伝子を導入できるようにしたものです。ウイルスベクターの感染効率は高く、レトロウイルスベクターやレンチウイルスベクターは「細胞と混ぜるだけ」で標的細胞によってはほぼ１００％の効率で細胞のゲノムにＤＮＡを導入可能です。

ウイルスベクターにはアデノウイルスベクターのように染色体外で複製するものやレトロウイルスベクターのようにゲノムに取り込まれるものなどがあります。こうしたウイルスベクターはその元となったウイルスから、外来遺伝子の導入には不要な領域を取り除き、場合によっては抗生物質耐性遺伝子や薬剤耐性遺伝子などの有用な遺伝子を組み込むことによって作成されてきました。どのウイルスベクターにもその元となったウイルスが存在します。

ウイルスは人工的に合成可能である

ウイルスベクターは遺伝子クローニングや遺伝子の細胞への導入のためにデザインされたものであり、目的に応じてウイルスを簡略化したものです。そうしたウイルスベクターをリバースエンジニアリングすれば、その元となったウイルスを再現することができます。

実際、作成したいウイルスの配列が既知の場合、安全管理や倫理的な問題を別にすれば人工的にウイルスを作ること自体は技術的には難しくありません。次に述べるのは理論上の人工ウイルス作成法です。

既存のウイルスゲノムの改変には、一般的な分子生物学やゲノム編集の技術を利用します。新規にウイルスゲノムを合成することも可能であり、例えばマイクロアレイ上でたくさんのオリゴＤＮＡ（数十万種類まで可能）を合成し、それらをアセンブリークローニングやＰＣＲで連結することにより長鎖のＤＮＡを合成することもできます。このようにして合成したＤＮＡを鋳型として転写して、ＲＮＡウイルスのゲノムを作成できます。細胞内に合成ウイルスゲノムを導入すると、本来ウイルスは細胞内寄生体ですので、ウイルスの材料が細胞内に揃ってさえいれば細胞は自律的にウイルス粒子を産生します。そしてそのウイルス粒子を細胞に再感染させて、ウイルス粒子を量産することも可能です。倫理的な問題を抜きにすれば、過去に存在して現在には存在しないはずのウイルスを再現することも、新型ウイルスを合成することも難しくありません。

まとめ

そもそもエクソソームと類似の大きさの小胞をなんとなくウイルスと呼んでいるわけではありません。ウイルスの研究には長い歴史があり、ウイルス由来の遺伝子や酵素、制御領域、ベクターなどは研究の現場で汎用されています。またデータベースに登録されているウイルスの配列も多様であり、配列の中には機能を同定されて応用されているものも多々あります。もし「ウイルスが存在しない」ならば、そうしたものの由来を否定する根拠が必要となり、少なくとも「辻褄の合う説明」が求められます。

現時点では手元に存在しないウイルスでもその配列が既知であれば、分子生物学の技術でウイルスを作成することも可能です。また、ウイルスが存在しないという仮説に基づくならば、ウイルスを悪用したバイオテロの想定もできません。「ウイルスは存在しないのでウイルスを用いたテロなど起こるわけがない」と考えるなら、強毒性のウイルスを用いたテロに対しても対策の取りようがなくなってしまうのです。

病気の因果関係とウイルスが存在するか否かは別の問題です。例えばチョコレートを食べた人が直後に風邪をひいたとします。ここで「チョコレートが風邪の原因ではない」という主張と「チョコレート自体が存在しない」という主張は全く別の話なのです。また言い換えるなら、ある病気の原因だと言われているウイルスに対し「いや、実はその病気の原因はそのウイルスによるものではないのではないか」と考察することと「そもそもウイルスというものがこの世界には存在しない」との考えの間にはあまりにも飛躍があり、私は同意しかねるのです。それでも「ウイルスは存在しない」と主張される方がいるならば、それは科学の範疇ではなく「存在とは何か?」「何をもって存在と言うのか?」といった概念や哲学の話になるでしょう。

生物学的分類ではウイルスは生物と無生物の間に位置しますが、トランスポゾンのように無生物とウイルスの間にあるもの、リケッチアやクラミジアのようにウイルスと生物の間に位置するものなど、生物やその周りの世界はグラデーションであり多様です。太古にゲノムに取り込まれ、すでにゲノムと一体化しているトランスポゾンやレトロウイルスがヒトゲノムの大半を占めているのもよく知られた事実です。また、ウイルスばかりが槍玉に挙げられますが、もし「ウイルスが存在しない」ならばトランスポゾンも存在しないのか、リケッチアやクラミジアも存在しないのか、ミトコンドリアや葉緑体も存在しないのか、細菌はどうなのか、これらのどれまでなら存在していることになるのかなど多々考えてしまいます。

いずれにせよ何事も頭から否定するだけなら簡単ですが、「ウイルスが存在しない」という主張をされる方は、これらの事象に対して一体どのように整合性を取って説明されているのか私自身は興味があります。もしウイルスが存在しないという前提でこれらの事象を矛盾無く説明できる理論があるのならば、是非私もその説明をお聞きしたいのです。

事実としてＡＴＣＣやＤＳＭＺが保有しているウイルスは数多くあり、それらを研究者向けに提供しています。ウイルスの存在に疑問を持つ方は、ご自身でそういった研究機関に問い合わせてみるのも一つの手でしょう。

レプリコンワクチンはアルファウイルスから作られたものであり、アルファウイルスのＲＮＡ依存性ＲＮＡ複製の仕組みを利用しています。ウイルスが存在しないならアルファウイルスも存在しないことになり、「レプリコンワクチンは存在しない」ことになってしまいます。

空気感染する感染症は昔からあり、多くの人が人生の中で実際に経験してきたはずです。例えば家族の誰かが風邪を引いて別の家族の誰かがさらに感染し、熱、鼻水、咳の症状を伴う病状を共有する事態は私自身も何度も経験してきました。そして私が研究経験で学んできたウイルス感染症と免疫系に関する知識ではこうしたものに関しても説明できるのです。

実際、コロナパンデミックには多くの嘘がありました。コロナ騒動におけるＰＣＲ検査や抗原検査の適用方法は信頼に値しないものですし、コロナ感染者と判断された人の症状の全てがコロナウイルスによるものとも限らないのが実情です。しかしながらウイルス研究には歴史があり、また自分自身の研究現場での経験からも「ウイルスが存在しない」という極論には私は同意しかねます。

（該当するブログ記事掲載２０２４年９月18日）

7章　おわりに

知覚狭小化について：LとRを聞き分けられますか？＝サルの顔を見分けられますか？

学校教育の場でのマスク着用強要や行動制限、乳幼児ワクチンなどを考えるにつけ、特に子供達がコロナ騒動の大きな犠牲となっていることに心が痛みます。

子供の持つ好奇心の強さは、新しいことを学習する能力の現れでもあります。大人が必ずしも子供より優れているとは限りません。例えば言語学習能力です。海外で暮らす日本人家族の中で、親が現地の言葉を学ぶのに苦労しているうちに、子供達はあっという間に現地の言葉になじむようになるというのも珍しい話ではありません。人間は成長するにつれ全ての能力が上がっていくとは限らず、むしろ能力によってはそれを捨てていくからこそ、環境に適応できるという面もあるのです。子供の方が大人よりも優れている能力すらあるということです。

人間の乳児は生まれつき様々な刺激を感知する能力を持っています。しかし年齢が上がるにつれ選択的に認識を狭め始め、それにより社会的、文化的に適応するようになります。この過程で、常に使われる神経経路は強化されるのに対し、使われていない神経経路は効率が悪くなっていきます。これはシナプスの刈り込みを含む神経可塑性の結果です。「知覚狭小化」は脳の発達過程において、通常認識しない刺激を認識する能力が弱まる現象です。このプロセスは、感受性の高い時期に最も顕著に現れます。

人間の乳児は多様な言語の発音の違いを聞き分ける能力を持っています。生後6ヶ月未満の乳児は日本語や外国語を問わず、様々な発音の違いを区別して認識できます。例えば、日本人の乳児でも生後6ヶ月頃まではLとRの発音の違いや中国語特有の多様な発音さえ自然に聞き分けることができます。しかし、成長し脳が発達するとその能力は急速に失われていきます。非母国語の音素を区別できなくなり、母国語ばかりに反応するようになるのです。この知覚の狭窄現象は生後約1年の間に生じます。生後6～8ヶ月の乳児は非母国語の音を聞き分ける能力が高いのですが、生後10～12ヶ月の乳児ではこの能力がすでに低下しています[1]。

幼児期は言葉を学習するための脳の回路が開いており、文法書や辞書無しでも、ゼロから言語情報を頭の中で体系化していると言えます。大人が外国語を学習するには、このやり方では到底難しいでしょう。例えば、日本語のそれぞれの方言にも特有の単語や文法があるはずですが、子どもの頃から親しんだ方言は単語や文法を意識せずとも理解して話せるものです。反対に自分の馴染んでいる方言を文法的に説明せよと言われても難しいでしょう。

6ヶ月児、9ヶ月児、大人に、それぞれ人間の男女およびサルの顔を見せ、どの顔を覚えやすいかを比較した研究があります[2]。

それぞれ二枚セットの顔写真が用意されます。一枚は初めて見る顔、もう一枚は以前に見知っている顔です。この時、個体差が見分けられた場合、初めて見た方をより長く注視する傾向があり、反対に見分けがつかない場合には二枚の写真を見る時間に差が出ないことが知られています（一対比較法）。この手法を使って実験したところ、生後6ヶ月の乳児はサルの顔を見分けることができましたが、生後9ヶ月の時点ではすでにサルの顔を識別することはできませんでした。ただし、サルに名前をつけて、生後9ヶ月に再試験を行ったところ、サルの顔を識別する能力は維持されていました。この研究から分かるように、6ヶ月児の認知能力は驚くべきものです。また名前を付けて個性化されるとその後の顔の認識に役立つということも別途分かりました。知覚狭小化においては経験もまた重要なのです。

「共感覚」とはある感覚への刺激が別の感覚にさらなる刺激を呼び起こす状態です。例えば人によっては音を聞く際に色や形のイメージが浮かんだりすることなどが知られています。乳幼児は大人に比べて感覚領域間のシナプス結合の数が多いため、自然に共感覚の経験を持っています。多くの人では、自然な発達の過程で共感覚は知覚狭小化によって消滅するという研究もあります[3]。

小さな子供が見ている世界は大人のミニチュア版ではありません。むしろ成長することにより見えなくなってしまう世界もあるのです。そして、そうした世界を体感できる貴重な時期を大人は誰もがかつて経験してきたはずです。乳幼児の脳は、スポンジが水を吸うように様々な知識を吸収します。大人が想像できないほど、赤ちゃんは世界を豊かに感じながら、環境からのあらゆる情報を通して世界を学んでいます。まだ言葉を話せないような時期の乳児であっても視覚や聴覚など五感を使って世界を体験し、そうした中で自然に学習し成長していくものなのです。

ワクチン接種を含め、コロナ騒動にまつわる多くのことが子供達の健全な成長を阻害するという事実上の虐待にもつながっています。その影響はこの先何年、何十年にもわたって続き、現在表面化していない深刻な害も徐々に顕在化してくることでしょう。学校や教科書から学ぶものだけが勉強ではありません。人間の表情を隠すマスク社会も、子供から言語や表情、感情を学ぶ貴重な機会を奪っている可能性があります。多感な時期は限定的であり、その時期を過ぎると学習には大変な労力を要するかもしれません。コロナ騒動によって歪められた世界の状況から大人達は子供達を少しでも守る必要があります。今後の彼らの健やかな成長を願ってやみません。

（該当するブログ記事掲載　２０２２年12月25日）

注

（１）Kuhl et al.（2006）Infants show a facilitation effect for na tive language phonetic perception between 6 and 12 months. Dev. Sci.　https://onlinelibrary.wiley.com/doi/10.1111/j.1467-7687.2006.00468.

（２）Pascalis et al.（2002）Is face processing species-specific during the first year of life? Olivier Science　https://pubmed.ncbi.nlm.nih.gov/12016317/

（３）Spector et al.（2009）Synesthesia: a new approach to understanding the development of perception. Dev Psychol　https://pubmed.ncbi.nlm.nih.gov/19210000/

縄文人と弥生人：民族の遺伝子が変わるということの意味

日本が大陸と地続きだった時代

日本人の起源とされているのは二つ、縄文人と弥生人です。縄文人は、日本が大陸と陸続きだった時代に大陸から歩いて渡って来た人々の子孫で、もともと南アジア由来の狩猟採集民族です。一方弥生人は、紀元前三世紀以降に船で大陸から渡来してきた人々の子孫で、日本に農耕文化と金属器をもたらしました。アジア大陸北東部で独自の寒冷適応を遂げた集団は新モンゴロイドと呼ばれます。縄文人は旧モンゴロイド、弥生人は新モンゴロイドであり、つまり日本人は縄文人と弥生人の混血です。

1万2千年前までは日本は大陸と地続きでした。日本にワニやゾウが住んでいた時代もあるのです。マチカネワニは30~50万年前頃に日本に生息していた全長約7mの大型のワニです。マチカネワニの最初の化石は1964年に大阪大学豊中キャンパスから発掘されました。ナウマンゾウは約1万5000年前まで日本に生息していた肩高2・5~3mのゾウで、寒冷な気候に適応するために全身は体毛で覆われていました。

約7万年前には北方からはマンモス、ヘラジカ、トナカイ、ヒグマ、ナキウサギ、キタキツネなど、南方からはナウマンゾウ、オオツノシカ、カモシカ、ニホンジカ、ツキノワグマ、ニホンザルなどが渡ってきました。縄文人はそうした動物を追って大陸から陸伝いに移り住んで来たのです。

２００万年前に始まる更新世は氷河時代とも呼ばれ、現在よりも寒冷な時期（氷期）と温暖な時期（間氷期）とが交互に訪れた時代でした。そして、最終の氷期が過ぎた後、世界は温暖化の時期を迎えました。温暖化によって厚く堆積していた氷河が溶け始め、海水面は次第に上昇しました。日本列島が列島化する過程は数千年の長いスパンで起こったもので、その間に海面が数十ｍ上昇したと考えられています。氷期の最盛期と比べると、実に海面の上昇は約１４０ｍにも及びます。

縄文人と弥生人

日本列島が大陸より切り離される一万年以上前から縄文人は日本に住んでおり、独自の文化でもある縄文時代は長く続きました。基本的に狩猟採集民族は「所有」の概念が希薄なのに対し、農耕民族はその概念が強いです。そして、特に土地の所有は富の蓄積をもたらします。富の蓄積はそのまま貧富の格差に直結し、抗争や戦争の原因ともなります。縄文時代が一万年も続いたのは大きな戦争が無く、平和だったからなのかもしれません。狩猟民族はアグレッシブで好戦的なのに対し農耕民族は穏やかで争いを嫌うという一般的な認識について、これは決して一筋縄ではいかないテーマであり、むしろ「平和」という意味においては真逆であるかもしれないと私は考えています。

弥生人の祖先はアジア大陸北東部と考えられており、氷河期の影響をまともに受けました。そのため寒冷地適応型の自然選択を受けています。弥生人の特徴は一重まぶた、耳垢が乾燥型、お酒に弱いなどです。こうした変異はアジア人の中でも新モンゴロイド特有のもので、コーカソイド（白色人種）、ネグロイド（黒色人種）には見られないものです。弥生人の凹凸の少ない顔立ちは寒冷地域に適合したものです。眼窩脂肪で覆われている一重まぶたは、眼球を凍傷より守ります。弥生人の耳垢が乾燥しているのはアポクリン汗腺が少ないためです。アポクリン汗腺はわきがの原因ともなるので、アポクリン汗腺が少ないと体臭も少なくなります。

お酒に弱い人がいる理由

日本人の中にアルコールに極端に弱い人がいるのは、アセトアルデヒド脱水素酵素2（ＡＬＤＨ２）の突然変異による「下戸遺伝子」のためです。縄文人はほとんどが野生型ＡＬＤＨ２遺伝子を持っていたのですが、朝鮮半島より渡来した弥生人により日本に変異型がもたらされました。野生型のＡＬＤＨ２では４８７番目のアミノ酸がグルタミン酸ですが、変異型ではこのグルタミン酸がリジンに置き換わっています。野生型と変異型を１コピーずつもつ人でもアルコール代謝が20％以下となり、極端にお酒に弱くなります。アルデヒド脱水素酵素は４量体であり、構成する酵素全部が活性型でなければ働きません。これが野生型／変異型のヘテロ型がお酒に弱い理由です。そして、変異型と変異型の組み合わせではＡＬＤＨ２の活性はほぼ０となります。日本の遺伝子型の割合はＡＬＤＨ２野生型／野生型（縄文／縄文＝お酒に強い）53％、ＡＬＤＨ２野生型／変異型（縄文／弥生＝お酒に弱い）43％、ＡＬＤＨ２変異型／変異型（弥生／弥生＝お酒が飲めない）４％です。

民族と遺伝子変異

遺伝情報とはコンピュータのプログラムのようなものです。そして変異とはプログラムをランダムに書き換えるようなものなので、酵素機能としては機能を獲得するよりも喪失するような変異の方が圧倒的に多いのです。下戸遺伝子は酵素機能を失うような「機能喪失型」の変異です。弥生人特有のそれぞれの変異ももともとはおそらくたった一人の人間における変異が起源となっています。その子孫がアジア大陸東方に広がり、そして日本人の多くがその変異を共有して今日に至っています。こうしたことを考えると、「変異する確率が稀ならば問題無い」などとは決して簡単には言えないのです。

変異が定着するのは自然選択によって勝ち残る場合だけではありません。実際、下戸遺伝子がここまで広がったように、集団内に広がる変異は必ずしも有利な変異のみとは限りません。また、一重まぶたなど、寒冷地などの特定の環境でのみ有利になるような変異も存在します。父親由来と母親由来の遺伝子のうち、片方が正常型であれば顕在化しない病気も多いのですが、遺伝病の保因者が決して稀ではないように、不利な変異も集団の中で定着することがあります。そして、集団サイズが小さいほど変異がランダムに集団内に定着する確率は高くなります。弥生人タイプの遺伝型が現代の日本人に広く見られるように、もともとは「たった一人」に起こった変異が民族内に行き渡ることもあるのです。

ゲノムには精巧なDNA修復機能が備わっていますが、それでもゲノムを完全にコピーすることは出来ません。変異の多くはDNA複製の際のコピーミスですが、ゲノムへの損傷も変異を誘発します。そういった変異は癌などの病気の原因となりますが、さらに長いスパンでは遺伝病につながることもあれば、進化を促すこともあります。ゲノムを直接損傷するものには発癌物質や放射線などがあります。放射線はDNAを損傷し、癌の原因となります。強烈な放射線は幹細胞を損傷しますが、さらに限度を超えた放射線はゲノムをズタズタにし、DNA複製や細胞増殖自体を不可能にします。

DNA汚染による機能獲得実験

コロナワクチンに混入したDNAが特に危険なのは、そのDNAがLNPに封入され、シュードウリジン化RNAと複合体を成しているからです。さらにはファイザーのコロナワクチンには、本来あってはならないSV40エンハンサーが見つかりました。LNPはDNAの細胞内への取り込みを媒介し、シュードウリジン化RNAは細胞内でのDNA分解酵素からDNAを保護し、SV40エンハンサーはDNAを核へと輸送します。この際にD

ＮＡのサイズは必ずしも問題ではありません。どれほど短いＤＮＡでも遺伝子内へ挿入されると遺伝子の機能喪失につながる恐れがあるからです。大量の短いＤＮＡが細胞核に到達し、直接ゲノムＤＮＡを攻撃するならば、これはまさに「細胞内被曝」とも呼べる事態です。

「全ては変化し続ける。」それがこの世界の理です。人間も生物も自然環境も社会も例外ではありません。人間の遺伝的多様性も長い時間を経て遺伝子が変化し続けた結果なのです。動物、植物、細菌、ウイルスを超えた種の多様性も遺伝子の変化によるものです。変化する環境の中では自身も変化しないことには生き残れないからです。本来、低い率の遺伝子変異自体は生命の世界において自然なものです。しかし、人為的な過度の変異は進化の平衡にも干渉し得るでしょう。ＤＮＡが混入したワクチンが本当の意味で人間にどのような影響をもたらすのか。日本でのコロナワクチンの集団接種が始まったのは２０２１年です。数年を経て現れてくるような長期間の副作用は現時点では検証しようもありません し、さらに言えば人間の寿命を超えて見えてくる集団への影響も未知なのです。ＤＮＡが混入したｍＲＮＡワクチンの大量接種は決して行われてはいけない人体実験でした。これは事実として、日本、ひいては人類の存続に関わる話ですらあるのです。あるいは、人類が生き残っていたとしても、ｍＲＮＡワクチンは遠い未来の子孫にまでも深刻な禍根を残す歴史上の大きなスキャンダルとなるのではないでしょうか。

（該当するブログ記事掲載２０２３年8月19日）

騙すこと、騙されること

伊丹万作（１９００年（明治33年）～１９４６年（昭和21年））は日本の映画監督、脚本家、俳優、エッセイスト、挿絵画家です。映画監督の伊丹十三は万作氏の長男です。以下、伊丹万作氏のエッセイから一部を引用させていただきます。

伊丹万作　戦争責任者の問題

さて、多くの人が、今度の戦争でだまされていたという。みながみな口を揃えてだまされていたという。私の知っている範囲ではおれがだましたのだといった人間はまだ一人もいない。ここらあたりから、もうぼつぼつ分からなくなってくる。多くの人はだましたものとだまされたものとの区別は、はっきりしていると思っているようであるが、それが実は錯覚らしいのである。たとえば、民間のものは軍や官にだまされたと思っているが、軍や官の中へはいればみな上のほうをさして、上からだまされたというだろう。上のほうへ行けば、さらにもつと上のほうからだまされたというにきまっている。すると、最後にはたつた一人か二人の人間が残る勘定になるが、いくら何でも、わずか一人や二人の智慧で一億の人間がだませるわけのものではない。

すなわち、だましていた人間の数は、一般に考えられているよりもはるかに多かつたにちがいないのである。しかもそれは、「だまし」の専門家と「だまされ」の専門家とに劃然と分れていたわけではなく、いま、一人の人間がだれかにだまされると、次の瞬間には、もうその男が別のだれかをつかまえてだますというようなことを際限なくくりかえしていたので、つまり日本人全体が夢中になって互にだましたりだまされたりしていたのだろうと思う。

このことは、戦争中の末端行政の現われ方や、新聞報道の愚劣さや、ラジオのばかばかしさや、さては、町会、隣組、警防団、婦人会といつたような民間の組織がいかに熱心にかつ自発的にだます側に協力していたかを思い出してみれば直ぐに分かることである。

つまりだますものだけでは戦争は起らない。だますものとだまされるものとがそろわなければ戦争は起らないということになると、戦争の責任もまた（たとえ軽重の差はあるにしても）当然両方にあるものと考えるほかはないのである。

そしてだまされたものの罪は、ただ単にだまされたという事実そのものの中にあるのではなく、あんなにも造作なくだまされるほど批判力を失い、思考力を失い、信念を失い、家畜的な盲従に自己の一切をゆだねるようになってしまっていた国民全体の文化的無気力、無自覚、無反省、無責任などが悪の本体なのである。

「だまされていた」といって平気でいられる国民なら、おそらく今後も何度でもだまされるだろう。いや、現在でもすでに別のうそによってだまされ始めているにちがいないのである。

一度だまされたら、二度とだまされまいとする真剣な自己反省と努力がなければ人間が進歩するわけはない。

騙した人は誰なのか？

２０２４年11月現在、日本においてはコロナワクチンの８回目接種がすでに始まっています。しかし、ここに至るまで途中で接種をやめた人も少なくありません。その理由としては、「周りが接種をやめたから」「副反応が辛いから」「なんとなく」といった人もいるでしょうが、ある時点でコロナワクチンの効果に疑いを持ち始めたり、ワクチンの毒性自体に気付いた人もいるでしょう。そして自分が「騙された」ことに気が付いた人もいるのではないでしょうか。では、「騙した人」そして「騙された人」とは一体誰なのでしょうか。

日本ではコロナワクチン接種事業を推進するため、「思いやりワクチン」「大切な人を守るために」などといったキャッチフレーズが巧みに利用されました。一見もっともらしく、聞こえの良い言葉です。そして「コロナワクチン接種は利他的な善行であり、従わない者は利己的な人間である」という空気が醸成され、未接種者には物理的な行動制限などだけではなく心理的にも強い圧力がかけられました。メディアのこうした言葉を信じて律儀にワクチンを接種した人は、おそらく単に「騙された」のかもしれません。しかし今度はその人が他者にワクチン接種を求めたならば、事実上その人自身も騙す側に加担したことになります。伊丹万作氏のエッセイにあるように、「騙す人」と「騙される人」とは単純に分けられるものではないのかもしれません。騙された人が次の瞬間には騙す側にもなり得るからです。また、騙すことと騙されることとは互いにねずみ算的に増加し得ます。これは騙された者が騙す行為に加担するという負の連鎖であり、単純な二者の対立の話ではありません。

権威に従って行動する人々は別段「悪事」を働こうとしているわけではありません。むしろ正義感を持って従い、善行と信じ行動しています。そしてそのことこそが悲劇とも言えるのです。

凡庸な悪

エルサレムのアイヒマン（Wikipedia 参照）

『エルサレムのアイヒマン――悪の凡庸さについての報告』（Eichmann in Jerusalem: A Report on the Banality of Evil）は、ハンナ・アーレントが１９６３年に雑誌『ザ・ニューヨーカー』に連載したオットー・アドルフ・アイヒマンの裁判の傍聴記録です。

彼は愚かではなかった。完全な無思想性――これは愚かさとは決して同じではない――、それが彼をあの時代の最大の犯罪者の一人にした素因だったのだ。このことが〈陳腐〉であり、それのみか滑稽であるとしても、またいかに努力してもアイヒマンから悪魔的な底の知れなさを引き出すことは不可能だとしても、これは決してありふれたことではない。

アイヒマンは第二次世界大戦時に数百万人のユダヤ人を強制収容所に移送する際の指揮的役割を担った国家警察の長官でした。しかしアーレントは、アイヒマンを冷酷で極悪非道な人格異常者などではなく「真面目に職務に励む」平凡で小心な一介の公務員であったと評しています。

このことから、「アイヒマンをはじめとする戦争犯罪を行ったナチスの戦犯の多くは特殊で異常な人物であったのか？　それとも結婚記念日には妻に花束を贈るような普通の愛情を持つ平凡な市民に過ぎず、一定の条件下では人間は誰しもあのような残虐行為を犯すものなのか？」という疑問が提起されました。

ミルグラム実験（Wikipediaja 参照）

「ミルグラム実験」とは、イェール大学の心理学者スタンレー・ミルグラムによる「閉鎖的な状況において権威者の指示に従う人間の心理状況についての実験」です。この実験は、アイヒマン裁判（１９６１年）の翌年に前述の疑問を検証しようと実施されたため「アイヒマン実験」とも呼ばれます。

実験参加者は、「この実験は学習における電気ショックを使った罰の効果を測定するものである。」と最初に説明されます。そしてくじを引かされ「教師役」となり、ペアを組むもう一人の実験協力者が「生徒役」となるようにセッティングされます。しかし実は教師役だけが真の被験者であり、生徒役は役者が演じるサクラで、実際には生徒役は電気ショックを受けた演技をするというものでした。つまり教師役である被験者には実験の本当の目的は知らされていません。電気ショックは45ボルトから始まり、教師役は生徒役が解答を間違えるごとに15ボルトずつ電圧を上げていくように指示されます。生徒役の反応は実際に拷問を受けているかの如く絶叫しもがき苦しむものであり、とても演技とは見えないものでした。具体的には以下のようなものです。

75ボルト：不快感をつぶやく
120ボルト：大声で苦痛を訴える
135ボルト：うめき声をあげる
150ボルト：絶叫する
180ボルト：痛くてたまらないと叫ぶ
270ボルト：苦悶の金切声を上げる
300ボルト：壁を叩いて実験中止を求める
315ボルト：壁を叩いて実験を降りると叫ぶ
330ボルト：無反応になる
（以降は最大の450ボルトまで無反応状態のまま）

そしてもし教師役である被験者から「実験を中止したい」という意思表示がなされた場合には、「権威ある博士（らしく見える男）」が以下のような言葉で続行を促します。「続けてください。」「実験を続けてください。」「絶対に続けてください。」「他に選択肢はない。あなたは続けなければならない。」「相手の体に後遺症を残すことはありません。」「責任は我々が取ります。」

教師役であるどの被験者も、電気ショックを与えられもがき苦しむ生徒役の姿を見て、ボルト数が上がるにつれ実験自体に不安と疑問を抱き始めました。中にはわずか135ボルトの時点で実験の意図そのものを疑い出した者もいました。また他にも実験中止の希望を管理者に申し出、「この実験のために自分に支払われている金額を全額返金しても良い」という意思表明をする者も現れました。しかしその際に「権威ある博士（らしく見える男）」の口から「あなた達はこの実験の一切の責任を負わない。」と伝えられると、ボタンを押すことを再開し、結果として全員が300ボルトまでの電気ショックのボタンを押しました。

最終的な実験結果は、教師役である被験者のうち40人中26人（統計上65％）が最大電圧であり命の危険がある450ボルトまでボタンを押し続けた、という驚くべきものでした。そして残りの35％の人は「権威」の言葉にもかかわらず、段階の差はあれど450ボルトに至る前にはボタンを押すことを拒否しました。

この実験結果は、ごく普通の平凡な市民であっても権威の後ろ盾や大義名分があれば、他者に対して残忍な行為や苦痛、それどころか死を与えることすらためらわなくなるという心理を如実に示すものでした。このような現象を「ミルグラム効果」とも言います。ミルグラムは、１９７４年の論文「服従の危険性」でこの実験を次のように要約しています。

実験科学者の命令という絶対的な権威と、被験者（参加者）の他者を傷つけてはならないという強い道徳的義務が対立し、被験者（参加者）の耳には被害者の悲鳴が響き渡る中、権威が勝つことがほとんどでした。権威者の命令であれば、大人がどんなことでもほとんど厭わないという極端な傾向が、この研究の主な発見であり、最も緊急に説明を必要とする事実です。一般の人々は、単に自分の仕事をこなしているだけで、彼らに特別な敵意がない場合でも、恐ろしい破壊的プロセスの一端を担うことになる。さらに、彼らの仕事の破壊的影響が明白になり、道徳の根本的基準に反する行動を取るよう求められても、権力に抵抗する手段を持っている人は比較的少ないのです。

このように、実に65％の人間が４５０ボルトまでボタンを押し続けたという結果は非常に衝撃的なものです。しかし同時に「35％の人間が段階の差はあれど４５０ボルトに至る前にはボタンを押すことを拒否した」という事実も忘れるべきではないと私は考えます。

ところでこのミルグラム実験の結果は、もともと個人主義の傾向が強い米国で出されたものです。ではもしこの実験が現在の「日本」で行われたならば、どれ程の割合の結果となるでしょうか。さらに問うならば、「日本の医療従事者」を対象として実験が行われたならば、この割合は一体どのようなものになるのでしょうか。

地獄への道は善意で舗装されている

さて、メディアや権威を信じ、事実上世界一コロナワクチンを打ち続け、世界一マスクをし続け、にもかかわらず世界一の感染爆発を起こし続けている日本の現状について我々は何を思うべきなのでしょうか？

コロナ騒動を通して日本では深刻な超過死亡が生じ、その傾向は今も現在進行形で続いています。日本国民の超過死亡は２０２４年前半の時点で実に60万人もの規模に及びます。さらに健康被害を受けた人の数はその何倍、何十倍にも及ぶ可能性があります。これらの被害者の多くはコロナワクチンによるものと私は考えています。亡くなられた数十万人の命に責任があるのはワクチン接種事業に携わった者やそれを推進した者です。
人体への毒性の高い遺伝子製剤が「ワクチン」の名目で膨大な数の健康な人々に接種されました。遺伝子製剤の大量接種など人類の歴史始まって以来初めての出来事です。そもそも空気感染するウイルスはマスクやソーシャルディスタンスのような手段では防げません。にもかかわらず感染対策の名目で行われたこれらの政策は人間同士の健全なコミュニケーションを阻害し、とりわけ子供達の成長に対して深刻な禍根を残しました。実際、一般人がコロナ対策としてできることなどというのは、基本的に風邪対策と同じものです。毒性の高い遺伝子製剤も新薬も必要ありません。果たしてこうしたものに言葉の通り「己の健康と命を賭ける」価値など本当にあったのか？　ということを改めて問い直す必要があるでしょう。

「地獄への道は善意で舗装されている。(The road to hell is paved with good intentions.)」

これは欧州のことわざで、第2回十字軍を推進したクレルヴォーのベルナルドゥスが「地獄は善意や欲望で満ちている」(〝L'enfer est plein de bonnes volontés ou désirs〟) と書いた（1150年ごろ）史実が由来となっています。一般的な解釈としては「悪事または悪意は善意によって隠されている」あるいは「善意でなされた行為であったとしても、その実行により意図せざる結果が招かれる」というものです。コロナ騒動を振り返り、この言葉の意味を改めて思い起こさざるを得ません。

コロナ騒動とお金

国民は「思いやりワクチン」「大切な人を守るために」といった言葉に誘導され、互いを監視し合い、公衆衛生の名の下にコロナワクチン未接種者を追い詰め弾圧してきました。その様相は、あたかも戦時中の「非国民」と呼ばれた人々に対する扱いと言っても過言ではないほどに異常なものでした。事実上、集団心理と同調圧力を利用してコロナワクチン接種事業は国民の末端まで推し進められました。しかしながら、その事業に全員が見返り無く関わったというわけではありません。

実際、コロナ騒動を巡っては巨額のお金が動きました。まずファイザーやモデルナを始めとした製薬企業に資金が流れ、またその一部は製薬企業をスポンサーとするマスメディアに流れ、さらには感染症対策の名目で莫大な金額が医療機関に流れました。コロナワクチンを認可する規制当局がそうした資金の流れと無縁であったとは考えにくいでしょう。

日本においては、コロナ政策の舵を取ったのは政府であり、接種事業を推進したのは厚生労働省を起点とした行政であり、実際に現場で人々にコロナワクチンを接種したのは医療従事者です。そして接種を積極的に推進したのはテレビや新聞を中心とするメインストリームメディアです。また、SNS上などのインフルエンサーの中には、資金提供を受けてワクチン接種をPRしていた人もいるでしょう。

一方的に騙した人はいたのか

実際このコロナ騒動を通して、多くの人が騙し騙されることに関わってきました。伊丹万作氏は、騙された人が騙す行為に加わるという連鎖のピラミッドの中ではほとんどの人が騙す側であると考察しています。しかしながらこの点において、私は氏と考えが若干異なります。お互いに騙し騙される現象が連鎖的に成立するピラミッドがあるとすれば、その頂点には一方的に騙した人達が存在してもおかしくないというのが私の考えです。

国民へのコロナワクチン接種を推し進めてきた厚生労働省には今回の甚大な規模の薬害に対する大きな責任があります。国が責任を持って国民に公開すべきことの一つは「厚生労働省のそれぞれの立場にある者のコロナワクチン接種歴」であり、彼らが実際に何回まで接種しているのかをぜひ公開してほしいと願います。またそれに加えて接種したショットのロット番号が虚偽なく公表されたならば、彼ら自身も騙されていたのかどうか、あるいはどこまでの立場の人間が騙す側にあったのかを知るヒントとなるのではないでしょうか。

「全責任は私が引き受ける」と豪語した河野太郎ワクチン担当大臣（当時）は結局のところ何の責任も取ろうとはしていません。国会議員の中にもワクチンを接種し、後遺症を患う人もいるという話も耳にしました。国会議員のワクチン接種回数及びロット番号の情報が公開されたならば、特定の政党や特定の立場の議員の中に一方的に騙す側の人間がいたのかを判断する材料になるのではないでしょうか。

集団心理を反転させるために

仮に自分自身の所属する組織が人道に反する行為を行なっていた場合、「真面目に」職務に取り組むこと自体がその行為に加担することにつながるでしょう。権威に逆らうというのは大多数の人間にとっては簡単なことではないのかもしれません。けれどもミルグラム実験においても、結果的には35%の人が権威からの指示にもかかわらず、段階の差はあれど実験の途中でボタンを押すことを拒否し、他者に危害を及ぼす行為から離脱しました。つまり35%の人間は、権威の言葉ではなく己の良心に従って自分自身の行為に対する最終的な決断をしたということです。

コロナ騒動に始まった「mRNAワクチン騒動」はまだ終わっていません。それどころか、この先さらに姿を変えたものが控えているのです。コロナワクチンのDNA汚染問題は図らずもmRNAワクチンそのものが持つ不可避であり致命的な欠陥をあらわにしました。DNA汚染はコロナワクチン接種者に発症する癌の一因と考えられます。にもかかわらず、現在も様々なワクチンのmRNA化が進められつつあり、癌mRNA製剤の事業は巨大マーケットとしてさらに拡大されようとしています。そして日本では2024年10月にレプリコンワクチンの接種が開始されました。今後これらの薬害によって犠牲になる健康や命がどれほどの規模に及ぶかはもはや予測がつきません。

SNSなどの情報が届かない人達にも情報を伝えるための草の根の運動も広がっており、たくさんの人が街頭でコロナワクチンを含めたmRNAワクチンの危険性を伝えようと尽力されています。多くの人が自分自身や身の周りの人々がmRNA製剤によって健康を傷つけられ、また命すら落とすという経験を経てきました。コロナワクチンの危険性について耳を貸す人などほとんどいなかった以前と比べて状況は変わりつつあるようにも見えます。

コロナ騒動の始まりに集団心理があるのなら、騒動を終わらせるには集団心理の転換が必要なのです。ワクチン接種を強要するために働いていたはずの集団心理も臨界点を越えれば雪崩を打つようにひっくり返り、この騒動を終わらせるための大きな力となり得ると信じます。

（該当するブログ記事掲載２０２４年9月25日）

あとがき

コロナワクチン接種開始以来、日本における超過死亡は60万人にも及んでいます。私はこの超過死亡の大半がコロナワクチンによる犠牲ではないかと考えています。事実上コロナワクチンは未曾有の被害を生み、この史上最悪の薬害はなおも拡大を続けています。しかし国民の多くはこうした現実に気付いていません。テレビや新聞などのメインストリームメディアが報道しないからです。

実際、ワクチン接種と後遺症の因果関係が明らかにできるのは大変稀なケースです。ワクチン接種後時間を経て後遺症を発症しても因果関係が分からない場合が多いのです。予防接種には健康被害救済制度が存在しますが、被害認定を受けるためには膨大な書類と医療機関の協力が必要です。認定された方々はその高いハードルを乗り越え、死に物狂いで認定を勝ち取ったのです。コロナワクチンの被害による死亡認定は日本ですでに915人に上りますが（2024年12月2日現在）、この数は氷山の一角に過ぎません。けれども、「被害を認められた人」だけを経済的に救済すれば良い話なのでしょうか？　その他の人達はどうなるのでしょうか？　実際コロナワクチン後遺症の中には、心筋炎、自己免疫疾患、ターボ癌、プリオン病などのように根治療法の無い病気も多いのです。コロナワクチン接種を受けた方達は今後どのタイミングで後遺症を発症するかは分からず、まさに体内に「時限爆弾」を抱えたようなものです。

被害はそれだけではありません。コロナ騒動の中でワクチン接種を拒否した者は「反ワクチン」などとさげすまれ、誹謗中傷の対象とすらなってきました。ソーシャルディスタンスや自粛の強要などで事業の経営に支障をきたしたり、あるいは仕事を辞めるまでに追い込まれた人もいるでしょう。世間的にはコロナは「落ち着いた」ものとなり、今となっては多くの人々にとっては過去のことなどなかったようにすら見えます。けれどもこれは、いじめた側は自分が行ったことなど忘れがちですが、いじめを受けた側は忘れることができないようなものです。コロナ騒動を振り返り、コロナワクチンを推進した者達は今どのように考えているのでしょうか。程度の差はあれ、被害を受けたのは接種、未接種を問わず世の中の全員なのです。

膨大な数の健康な人達を対象とし、半ば義務付けすら可能であるワクチンというものに要求すべき安全性の基準とは、本来極めて高いものでなければいけないはずでした。しかし、ワクチンはマーケットの大きさから製薬企業にとってビジネスとしての魅力は非常に大きく、その基準はいとも簡単に動かされてしまいました。

そして今やコロナワクチンは世界的には「時代遅れ」のものになろうとしており、製薬企業は次のｍＲＮＡワクチン、ｍＲＮＡ製剤にマーケットの狙いを移しています。インフルエンザなどの感染症用のワクチンもプラットフォームをｍＲＮＡに移していくでしょう。そして、癌ｍＲＮＡワクチンや治療用の癌ｍＲＮＡ製剤が続こうとしています。今後はコロナワクチン後遺症の免疫抑制の結果による感染症が増えると予測され、またコロナワクチンは癌を引き起こす作用機序を持ちます。病気を作り出し、その病気の薬を売ろうとするならば、これはまさにマッチポンプです。製薬業界はレプリコンワクチンを含めたｍＲＮＡワクチンに大きな期待を寄せており、反対の声が大きくならない限りはそうなっていくでしょう。

ワクチンには種類も多く、その背景となる様々な技術があります。他社の製品が評判を落とせばライバル企業にとってはチャンスです。ｍＲＮＡワクチンの研究には国から莫大な研究費が投入されていますので、研究者にとってはｍＲＮＡワクチン関連技術は論文を出版し、出世するための好材料でもあります。そのため次世代ｍＲＮＡ製剤推進派がコロナワクチンに「だけ」は反対したとしても何ら不思議はありません。この複雑な状況を俯瞰するためには、ゲーム理論的な視点すら必要かもしれません。それぞれのプレーヤーが己のベネフィットを最大化するためにどのような行動を取るのかという視点です。利権は細分化されており、立場によってもその利益は異なるのです。

コロナワクチンの害はスパイクタンパクの毒性によるものだけではありません。免疫抑制作用やDNA汚染問題からも明らかなように、mRNAワクチンには根本的な欠陥があります。例えば紅茶にミルクを加えてミルクティーは作れても、ミルクティーからミルクを取り出して紅茶に戻すことは容易ではないように、一般論として何かを入れるよりも取り出すことははるかに困難なのです。実際、体に入れた遺伝子製剤を取り出して元に戻すことなど不可能です。

「mRNA研究はコロナワクチンで被害を負った人の治療のためにも継続すべきだ」という意見もあります。しかし、たとえ包丁を研究しても、包丁で刺されて重傷を負った人の治療法にたどり着けるわけではありません。同様にmRNAワクチンの研究を続けてもmRNAワクチン後遺症自体が治療できるわけではないのです。

医療従事者が薬害に対して十分な知識があるとは限りません。また、作用機序についての知識を持つ研究者であっても、その知識が薬害を起こさないためだけに使われるわけではありません。製薬企業や研究者にとってはmRNAワクチンはいわば「飯の種」です。そうした技術に期待する専門家はその知識を薬害を止めるために使うとは限らないのです。

DNA汚染問題の発覚から、コロナワクチン反対運動は事実上真っ二つに別れました。一方は未来の薬害を止めようとする人達、もう一方は現時点で可視化されている薬害被害者の救済のみを目的とする人達です。「確かにコロナワクチンには問題があったが、そのことによって人々の今後のワクチン忌避につながらないようにしなければいけない。」反対派の中にもそうした考えを持つ人達がいるのです。そして、今後のワクチンとはつまりmRNAワクチンです。

このままでは穴の空いたバケツに水を注ぐようなものです。しかもその穴はさらに拡大しようとしています。

mRNAワクチンはファイザー、モデルナのコロナワクチンだけではありません。mRNAワクチン反対の声が大きくなる中で、より危険なものが市場に投入されてしまいました。自己増殖型mRNAワクチン、すなわちレプリコンワクチンです。日本は開発国ですら承認されていないレプリコンワクチンを異例のはやさで世界で唯一承認し、そして20

24年10月1日に一般への接種を開始しました。レプリコンワクチンの危険性を指摘する声に対して製薬企業の側に立つ者達は「危険だという証明は無い」という主張を繰り返しています。これは言い換えれば単に「安全な可能性がある」という意見に過ぎません。

福島県南相馬市に巨大なｍＲＮＡ工場が建設されましたが、これを始めとして現在日本中にｍＲＮＡ工場が建設され続けています。他でもない日本でパンドラの箱が開けられてしまったのです。政府は国家ぐるみで日本を「魅力ある治験国家」にしようとしていますが、これは治験に名を借りただけの「人体実験」とも受け取れるものです。実験用のサルが一匹数百万円と高額なのに対して、日本人を使った治験は極めて安価です。

コロナ騒動はこの世界に疑問を持つ入り口でもありました。医療、食料、政治、経済、あらゆるものにおいておかしな点が多いのです。けれどもこのおかしさとは今に始まったことではなく、ようやく我々が気付いたのかもしれません。むしろこれまでの結果がコロナ騒動によってあらためて可視化されたのではないでしょうか。

テレビや新聞に登場する権威が必ずしも正しくはないということはコロナ騒動の中で明らかになりました。事実を伝えず、国民の健康や命を犠牲にすることを厭わないようなメインストリームメディアは、このままでは衰退の一途をたどり廃れていくでしょう。彼らが伝えるのは世界の中のほんの一面であり、しかも事実とは限りません。また学術論文として発表されたものにもバイアスがあります。一般論として、ネガティブな発見は論文として採用されにくく、ましてや製薬業界に反発するような内容はさらに発表されにくいのです。テレビや新聞、論文だけを見ていても世界の断片しか見えません。学歴や職業にかかわらず世界を深く理解しようとする人達は自分の目で見て、自分で経験したものからフィードバックし、その根拠を他のソースから探し、考察し続けます。子供のように目の前の世界を素直に見てほしいと願います。「Cogito ergo sum 我思う、ゆえに我あり（ルネ・デカルト）」。人が人たる所以は自分の頭で考えることでもあります。そして思考が人を自由にするのです。思考を持たなければ己の行動を選ぶことすらできません。無自覚のループから抜け出すためには自ら疑問を持ち考え続けることです。

ミルグラム実験においては権威の命令に従わず、最終的に他者を傷つけることを拒んだ人は35％に過ぎませんでした。権威に抵抗できるほどの道徳的資質を持った人間はもともと少数派です。それでもそうした人が声を上げ続けなければならないのです。

今はある意味「戦時中」とも言えます。「凡庸な悪」はあらゆる時代を通して存在しており、このコロナ騒動を通して改めてそれを我々に思い出させてくれました。もし自身が所属する組織が人道に反する行為に加担していた場合、その組織に所属している人間は何を考えてどう行動するべきなのか。「真面目に」職務に取り組むことは常に善なのか。盲目的な追従は自身の命をおびやかすだけではなく、他者の命を奪う可能性すらあるのです。我々の誰もがあらゆる意味で試されているような状況と言っても良いかもしれません。そして市民的不服従が鍵となります。

騙された人間が騙す側を支える形になり、その結果マスメディア、政府による洗脳をさらに深めることにつながりました。また同調圧力がそれを加速させました。しかしながら、ひとたび「洗脳が解け、己が騙されたことに気付いた人」は、信じていた熱量がそのまま強烈に反発するエネルギーになります。コロナ騒動の始まりに集団心理があるのならば、終わらせるためには集団心理の反転が必要なのです。この騒動の中で心身ともに傷つけられた人、家族や大切な人を失った人は大勢います。犠牲者には真っ当な怒りを持つ権利があり、それをぶつける対象も存在するのです。そうした怒りこそがこの世界を変える力になるのではないでしょうか。

パンドラの箱に最後に残った「希望」を見つけられるかは、これからを生き延びる一人一人の日本人にかかっているのです。

荒川　央（あらかわ・ひろし）
1968年生まれ。1991年 京都大学理学部卒業、1996年 京都大学理学博士（分子生物学、免疫学）。分子生物学者、免疫学者。バーゼル免疫学研究所（バーゼル）、ハインリッヒ・ペッテ研究所（ハンブルク）、ヘルムホルツ研究所（ミュンヘン）、マックスプランク研究所（ミュンヘン）を経て、現在、分子腫瘍学研究所（ミラノ）所属。
著書に、『コロナワクチンが危険な理由——免疫学者の警告』（花伝社、2022年）、『コロナワクチンが危険な理由２——免疫学者の告発』（花伝社、2023年）。

※この本は個人の見解であり、所属組織を代表するものではありません。

レプリコンワクチンが危険な理由——免疫学者の検証

2025年1月15日　初版第1刷発行

著者 ——荒川　央
発行者 —平田　勝
発行 ——花伝社
発売 ——共栄書房
〒101-0065　東京都千代田区西神田2-5-11出版輸送ビル2F
電話　03-3263-3813
FAX　03-3239-8272
E-mail　info@kadensha.net
URL　https://www.kadensha.net
振替 ——00140-6-59661
装幀 ——佐々木正見
印刷・製本—中央精版印刷株式会社

ISBN978-4-7634-2153-1　C0047

コロナワクチンが危険な理由

免疫学者の警告

荒川 央　定価：1,650 円（税込）

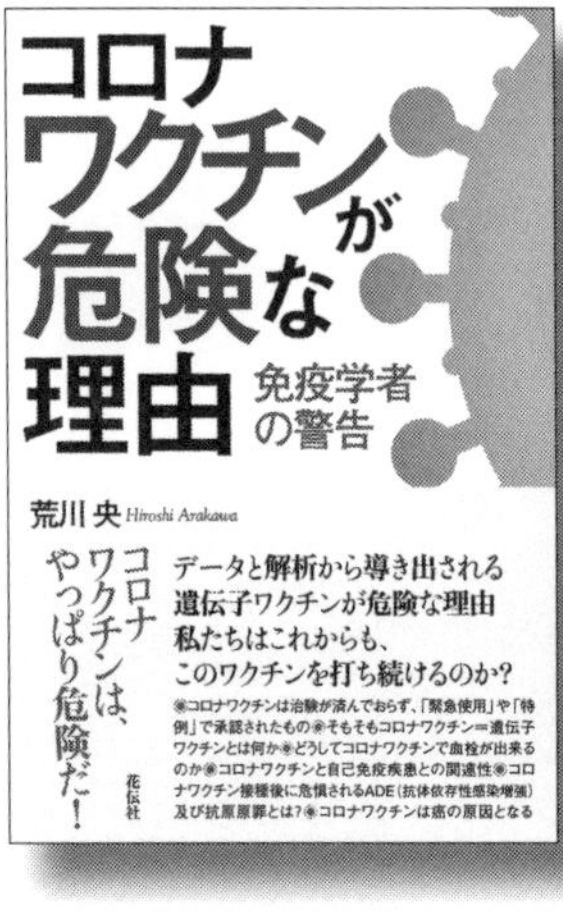

コロナワクチンは、やっぱり危険だ！

データと解析から導き出される遺伝子ワクチンが危険な理由。

私たちはこれからも、このワクチンを打ち続けるのか？

なぜ重症者や死者が激増しているのか？　子どもへのワクチン接種は大丈夫か？

「この本は、分子生物学者、免疫学者としての私なりの小さなレジスタンスです――」

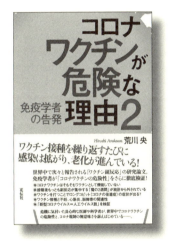